Hanno Beck

KREBS IST HEILBAR

Dr. med. Ryke Geerd Hamer –

Beispiel einer

Erkenntnisunterdrückung

Amici di Dirk
Verlagsgesellschaft
Köln 1992

CIP-Titelaufnahme der Deutschen Bibliothek

Beck, Hanno
Krebs ist heilbar . . .
ISBN 3-926755-03-2

ISBN 3-926755-03-2

Verlag AMICI di DIRK
Ges. f. med. Schriften m.b.H.
Sülzburgstr. 29
5000 Köln 41 – Tel.:0221/413046 u.7
FAX: 0221/421962

1. Auflage

Printed in Germany
Gesamtherstellung: Ebner Ulm
Mai 1992
Gedruckt auf Papier mit
chlorfrei gebleichtem Zellstoff

Prof. Dr. Hanno Beck, geb. 1923 in Eschwege/Werra, vertrat von 1961/62 bis 1988 das Fach der Geschichte der Naturwissenschaften (Geschichte der Geographie, der Erdwissenschaften, der Reisen, der Kartographie und der Wissenschaftstheorie) an der Rheinischen Friedrich-Wilhelms-Universität in Bonn. Er war weltweit der erste Gelehrte, der Geschichte des geographischen Denkens im Lebensberuf lehren konnte. (Siehe das Verzeichnis seiner Bücher am Schluß dieses Bandes). Schon früh, dann besonders im Krieg und in der amerikanischen Kriegsgefangenschaft setzte er sich mit der demokratischen Idee auseinander. Unvergeßlich ist ihm das Vorbild von Captain Davis, seinem Lagerkommandanten, geblieben, nachdem er vorher regelrechte KZs kennengelernt hatte. Hatte er noch 1945 bis Anfang 1948 hören müssen, junge Deutsche sollten auswandern, so erfüllte ihn der unaufhaltsame demokratische Aufstieg der Bundesrepublik Deutschland, wie viele seiner Generation, mit großer Dankbarkeit, nicht nur, weil er ihm die Erfüllung seines Lebenszieles ermöglichte. In lebendiger Auseinandersetzung mit seinen verehrten Lehrern Captain Davis, den Marburger Professoren Werner Milch und Franz Borkenau sowie mit dem Verleger Hans Albert Klute (Eschwege), dem späteren Präsidenten der Liberalen Weltunion, folgte er auch mit seinen Schülern und Studenten strikt einem demokratischen Weg. In eigenständiger Auseinandersetzung mit der Geschichte, besonders der Wissenschaftsgeschichte, wandte er sich gegen Geschichtslügen und störende demokratische Fehlleistungen. Er war Präsident des Weltbundes zum Schutze des Lebens, Sektion Bundesrepublik Deutschland 1970-1972, Protektor der Academia Cosmologica Nova Sept. 1982 bis Febr. 1986, und ist Leiter des Amtes für Forschung der Humboldt-Gesellschaft seit 1973. – Dieses Buch spiegelt seine Mitverantwortung, die auf die Verteidigung der demokratischen Grundlagen und gegen demokratischen Ungeist gerichtet ist.- Die erste Auflage seines neuen Buches sagt viel über sein demokratisches und wissenschaftshistorisches Anliegen aus.

CARL BECK JUN.
(1887-1935)

REINHARD REICHWEIN
(1894-1957)

DR. MED. WILHELM ZUR LINDEN
(1896-1972)

PROF. DR. KARL WILL BECK
(1920-1969)

KARL REICHWEIN
(1925-1939)

DORIS BECK GEB. SCHMIDT
(1929-1986)

DIRK HAMER
(1959-1978)

AMOR ET FIDELITAS

Inhalt

Hinweise

Sämtliche Hervorhebungen im Text stammen vom Autor.

Ich danke Herrn Dr. Hamer für die Durchsicht des Manuskriptes herzlich.

Dieses Buch soll die Bücher von Dr. med. Ryke Geerd Hamer keineswegs ersetzen, sondern zu ihnen hinführen, darum wird die entsprechende Literatur samt der Übersetzungen in fremde Sprachen auch auf einer separaten Seite hinten im Buch zusammengestellt.

Gleichwohl ist dieses Taschenbuch um einen verständlichen und vollständigen Umriß des Krebssystems Herrn Dr. med. Hamers bemüht gewesen – eines Systems, das nicht nur Krebs, sondern die gesamte Medizin umfaßt – um vielen Lesern einen ersten Überblick zu vermitteln.

Es sei besonders auf die Kapitel 6, 7 und 8 hingewiesen, in denen wegen des Daten- und Personenschutzes die Ursachen der persönlichen Konflikte des Krebsgeschehens nicht genannt werden durften. Allgemein sind die Ursachen keineswegs ein Geheimnis, und jeder, der Bücher Dr. Hamers studiert, lernt sie ohnehin gründlich kennen. Zweifellos wären all diese Patienten nicht gestorben, wenn sie von Anfang an im Sinne der Neuen Medizin Dr. Hamers behandelt worden wären. Darauf sei ausdrücklich hingewiesen.

An dieser Stelle bitte ich die »Deutsche Gesellschaft für Geschichte der Medizin, Naturwissenschaften und Technik« um eine Tagung mit dem Themenschwerpunkt:

»Beiträge zur Geschichte der Erkenntnisunterdrückung«.

Bonn und Eschwege/Werra, 24.März 1991

Hanno Beck

»Die Verordnungen werde ich treffen zum Nutzen der Kranken nach meinem Können und Urteil, mich davon fernhalten, Verordnungen zu treffen zu verderblichem Schaden und Unrecht.«

Aus der Formel des Hippokratischen Eides

»Bei meiner Aufnahme in den ärztlichen Berufsstand gelobe ich feierlich, mein Leben in den Dienst der Menschlichkeit zu stellen. Ich werde meinen Beruf mit Gewissenhaftigkeit und Würde ausüben. Die Erhaltung und Wiederherstellung der Gesundheit meiner Patienten soll oberstes Gebot meines Handelns sein«

Aus der Berufsordnung für die deutschen Ärzte in der zur Zeit gültigen Fassung auf Grund der Beschlüsse des 79. Deutschen Ärztetages 1976 und gemäß den Änderungen der Ärztetage 1977, 1979, 1983 und 1985.

»Immer wieder wiederholt sich derselbe Kampf auf Tod und Leben. Nur niemand vorlassen, eher totschweigen, als sich überspringen lassen! Ein Konkurrenzkampf, heiß wie das Pferderennen, nur um so ekler, als es sich um das Heil des Menschen handelt, dessen Wahrnehmung angeblich doch immer das höchste Interesse der Verwalter der medizinischen Machtstellungen sein soll. Gewiß, alles Gute den Menschen, nur nicht auf Kosten unseres mühsam erworbenen Ruhmes und der Methoden, von denen wir unsere Existenz polstern.«

Dr. med. Carl Ludwig Schleich über Erkenntnisunterdrükkung in der Medizin in seinem Buch: »Besonnte Vergangenheit«. Sonderausgabe. Berlin 1930, S. 251 f.

Der Tuberkuloseforscher Prof. Dr. Friedrich Franz Friedmann zu Dr. med. Carl Ludwig Schleich:

»Gehen Sie, lieber Schleich, Ihrem ganzen Temperament nach können Sie es nicht glauben, *der letzte Grund des Widerstandes gegen eine Neuerung in der Medizin ist immer der, daß Hunderttausende von Menschen davon leben, daß etwas unheilbar ist.* Alle Institutionen, alle Berufe, ganze Gewerbe, Hotels, Sanatorien sind nun einmal zugeschnitten auf die freilich bedauerliche Tatsache, daß die Tuberkulose unheilbar ist, denn das Gesetz des ökonomischen Egoismus ist stärker als jede Humanitätsidee!«

Carl Ludwig Schleich: »Besonnte Vergangenheit.« Sonderausgabe. Berlin 1930, S. 252

I. Wie man den genialen Arzt Carl Ludwig Schleich an die Wand drückte

Der junge, mit Recht optimistisch gestimmte, geniale Arzt Dr. med. Carl Ludwig Schleich (1858-1922) hatte um das Jahr 1890 die Möglichkeit örtlicher Betäubung (Infiltrationsanästhesie) als äußerst hilfreiches Mittel zur Vermenschlichung von Operationen entdeckt und wissenschaftlich erprobt. Demnach hätte man einen Patienten bei kleineren Operationen nicht mehr mit dem schädlichen, aber damals noch allgemein verwendeten Chloroform insgesamt betäuben müssen. Mit einer gewissen Vorfreude erzählte er seinem lebensklugen Vater, er werde seine Entdekkung auf dem nächsten Chirurgenkongreß bekanntgeben. Der großartige Vater, selbst ein Mediziner von hohen Graden, hatte sich von der Richtigkeit der Behauptungen seines Sohnes überzeugt und schien seines Erfolges sicher. Er war ein kluger und weiser Mann, der beste Vater, den sich ein Sohn nur wünschen konnte.

Nun wurden und werden Kongresse oft gerade nicht von toleranten und an der vordersten Linie der Forschung stehenden Gelehrten »geleitet«. Meist sind einflußreiche Kongreß-Beherrscher Vertreter eigener minimaler Anschauungen, Repräsentanten von Schulen, die ihren Einfluß bis aufs Messer verteidigen und keinen Millimeter zurückweichen, weil es ihnen gar zu oft gar nicht um den letzten Stand der Wahrheit, sondern um Wahrung ihres Ansehens geht. In der Wissenschaft sollte man auch weniger »herrschen« als wissen, verstehen, beweisen, und als Arzt sollte man vor allem helfen und heilen können.

Schleich konnte es. Seine Entdeckung hätte den Nobelpreis verdient, der allerdings erst seit 1901 verliehen wurde; damals erhielten ihn z. B. Emil v. Behring und Wilhelm Conrad Röntgen.

Wohl vorbereitet und seiner Sache sicher, erschien Dr. med. Schleich im April 1892 vor dem Chirurgenkongreß in Berlin. Ein würdiger Kongreßpräsident kündigte seinen Vortrag an. Unter den 800 Zuhörern waren der Vater und mehrere »Kollegen« und »Freunde«, die sich bei ihm vor Ort von der Richtigkeit seiner Methode und ihrem durchschlagenden Erfolg überzeugt hatten. Schleich begann »in aller Gemütsruhe«. Bald rückte der Präsident Adolf Heinrich von Bardeleben »schon mehrmals unruhig auf dem Sessel und sah sich um.«[(1)] Bis heute eine übliche Geste des Unwillens und der gleichzeitigen Consensus-Werbung oder der Versuch einer Verbindung zum Chor der Gleichgesinnten.

Schleich schloß mit den Worten: »So daß ich mit diesem unschädlichen Mittel in der Hand aus ideellen, moralischen und strafrechtlichen Gesichtspunkten es für nicht mehr erlaubt halte, die gefährliche Narkose da anzuwenden, wo dieses Mittel ausreichend ist.«

»Da erhob sich ein Sturm der Entrüstung, der mich beinahe umgeworfen hätte, so verblüfft war ich«, berichtet Schleich weiter. »Bardeleben läutete lange die Glocke. Als sich das Getöse einigermaßen gelegt hatte, sagte er: ›Meine Herren Kollegen! Wenn uns solche Dinge entgegengeschleudert werden, wie sie in dem Schlußsatz des Vortragenden enthalten sind, dann dürfen wir von unserer Gewohnheit, hier keine Kritik zu üben, wohl abweichen, und ich frage die Versammlung: ›Ist jemand von der Wahrheit dessen, was uns hier eben entgegengeschleudert worden ist, überzeugt? Dann bitte ich die Hand zu erheben!‹« [(2)]

Welch eine doppelte und dreifache Tücke! Der gute Präsident, ein Moseskopf wie vom Meißel Michelangelos, ließ den gesamten Vortrag auf sich beruhen und leitete mit demagogischem Geschick seine Empörung gar nicht aus seiner Erregung über die neue Erkenntnis ab, sondern aus dem Schlußsatz, der ihm blitzschnell die Möglichkeit einer regelrechten Fälschung eröffnete, auf die, wie sich bald zeigen sollte, der gesamte Saal hereinfiel.

Nun wäre es allerdings Zeit gewesen, daß sich einer der Augenzeugen, der »Kollegen« und der »Freunde« gemeldet hätte, die doch der Sache leicht auf den Grund gehen konnten. Hätten sie sich nicht als Zeugen bekennen müssen? Hätten nicht vier oder fünf von ihnen genügt zur Verteidigung des bis heute Richtigen? Auch der hochgebildete Vater hätte dann unter Umständen ein Wort sagen dürfen. Nun mußte er als naher Verwandter des Angegriffenen schweigen. Mögen viele der Anwesenden der Massensugestion eines Kongreßdemagogen erlegen sein, – auf die »Kollegen« und »Freunde« konnte das überhaupt nicht zutreffen. Sie schwiegen feige, weil sie der demagogisch erzeugten Mehrheitsbildung nicht entgegentreten wollten. Einfacher ist es im Strom des Falschen weiterzuschwimmen ... Bis heute.

Richtig berichtete Schleich weiter: »Welch Wahnsinn, abstimmen zu lassen, ob eine neue Entdeckung wahr ist oder nicht! Es hat sich keine Hand erhoben! Ich trat vor das Podium. Ich wollte sagen: ›Meine Herren! Bitte, schauen sie sich die Sache an, ich kann ihnen jeden Augenblick beweisen, daß die Dinge wahr sind. Ich habe nicht gelogen!‹ Ich rief: ›Ich bitte ums Wort!‹ ›Nein!!!‹ donnerte der alte Moses, Blitze unter den buschigen, grimmigen Augen mir entgegensprühend. Da zuckte ich die Achseln und ging. In den Zeitungen stand: ›Der also Gekränkte verließ gedemütigt den Saal.‹« (3)

Ja, abstimmen über die Wahrheit einer wissenschaftlichen Erkenntnis kann man nicht. Wissenschaftlich kann man nur diskutieren. Und Diskussion hätte der Präsident zulassen müssen. Das aber wollte er gerade nicht. Die bewußten »Kollegen« hatten die letzte Möglichkeit eines Eingreifens verstreichen lassen.

Dr. med. Schleich ging aus dem Saal, und als er unterhalb des Gebäudes auf einer Terrasse stand, war es ihm nur leid um seinen alten Vater, »der Zeuge des ganzen Auftritts gewesen war [. . .] Vor ihm stürzte ein einziger Arzt von den 800 Chirurgen mir nach« erzählt Schleich weiter, »es war der alte Litthauer. Er sagte ganz entsetzt: ›Junger Herr Kollege! Ich weiß nicht, ob Sie recht haben mit dem, was Sie erfunden; aber sollte das der Fall sein, so ist das, was sich eben hier abgespielt hat, das Unerhörteste, was sich je in der Wissenschaft zugetragen hat.‹ Da kam mein armer, alter Vater. Siehe da, kreuzvergnügt, beinahe tänzelnd, die Stufen herab. ›Vater!‹ rief ich aus. Er sagte: ›Carl! Die Kerls sind ja ganz und gar verrückt. Komm! Wollen zu Hiller gehen und eine Flasche Sekt trinken. Recht kriegst Du ja doch!‹«[(4)] *»Damals aber war niemand Autoritatives mir zur Seite, mit erbärmlicher Feigheit verleugneten mich diese Herren des Fortschritts, die noch am Morgen des Vortags bei mir anästhetische Operationen bewundernd mit angesehen hatten. ›Sie wären nicht dabei gewesen!‹ Typische Ausrede; dabei hätte ich jedem meiner sogenannten Freunde den Platz nennen können, den sie bei meiner Hinrichtung, ohne auf dem Stuhl zu zucken, eingenommen hatten.* Nun, ich habe alles still ertragen. Ich hatte ja einen herrlichen Vater, der mir sagte: *›Glaube mir, Carl, wem so schweres Unrecht geschieht, dem wird die Mühe erspart, sich zu verteidigen, das nehmen Dir einmal andere ab. Arbeite ruhig weiter.‹«*
(5)

Nicht jeder, der für eine neue Erkenntnis arbeiten und leiden mußte, hat einen solchen Vater. Immerhin war Schleich, einer der begabtesten Mediziner seiner Zeit, nun endgültig von einer akademischen Laufbahn abgewendet worden, und gerade eine Persönlichkeit wie er gehörte auf einen Lehrstuhl.

Dennoch hatten die Worte des Vaters gewirkt, und schon für den nächsten Chirurgenkongreß 1893 meldete der Sohn »Operationen unter Schleichscher Anästhesie« an.

Geben wir Schleich wieder selbst das Wort: »Wie sehr der Wille, die Sache abzulehnen, *nicht ihre Prüfung*, Parole war, ging daraus hervor, daß von den 800 anwesenden Mitgliedern des Kongresses noch nicht dreißig in die Bergmannsche Klinik zu diesen Demonstrationen erschienen waren. Und doch hat mich dieser unerschrockene Gang in die Höhle des Löwen erst eigentlich aufgerichtet, denn es ereignete sich eine unendlich drollige Szene. Ich anästhesierte eine Körpergegend, die gesellschaftlich nicht zu den anständigsten Regionen des menschlichen Leibes gezählt wird, an der es etwas zu operieren gab. [Ernst v.] Bergmann [1836-1907] fuhr probeweise mit der Faust in die anästhesierte Wundhöhle und rief in baltischem Pathos: ›Wenn die Apertur [die Öffnung durch die Operation] nicht schmerzlos ist, dann lasse ich mich hängen.‹ [Friedrich v.] Esmarch [1823-1908] aber, der gleichfalls neben mir stand, sagte: ›Aber so operiert man solche Sachen doch nicht.‹ Er verlangte das Schema F. Ich erwiderte ihm, daß eine neue Anästhesierungsmethode auch gewisse Modifikationen der Schultechnik erfordere. Bergmann aber sagte mir ziemlich laut ins Ohr: ›Antworten Sie dem Alten . . . doch nicht, er ist blind und taub und von Gott verlassen!‹ Ich war zufrieden, als mich dabei mein Vater äußerst vergnüglich lächelnd ansah. – Esmarch war sein alter Gegner in der Samariterfrage –, da begann es in mir zu summen: ›Gräme dich nicht! Wenn die Heroen Deines Herzens so miteinander umgehen, was kannst Du, Kleiner, von ihnen verlangen?‹ Auch im Olymp also wurde mit Wasser gekocht.« (6)

»Was kannst Du von Ihnen verlangen?« Ja, was hätte wohl Dr. med. Schleich von diesen beiden großen Chirurgen verlangen können und von den anderen ungenannten Besuchern seiner erfolgreichen Demonstrationen? Er hätte zumindest erwarten dürfen, daß wenigstens einige von ihnen schnurstracks zum Kongreß gegangen wären, um eine Klarstellung zu verlangen, die sie Schleich schuldig waren. Es geschah nichts. Nur, daß sich nun Schleichs Methode der örtlichen Betäubung noch schneller ausbreitete; denn es kann kein Zweifel bestehen, daß sie von allen 30 Besuchern in der eigenen Praxis angewendet wurde.

Schleich seinerseits griff nun zur Feder und schrieb vor allem ein »dickes Manuskript über ›Schmerzlose Operationen‹ mit einer fast erschöpfenden Technik der Methode für alle Körpergegenden. Ergebnis: »Alle Verleger wiesen mich ab.« (7) Der »allgemeine Boykott« wirkte. Schleich nennt sechs Namen von Medizinern, die treu zu ihm hielten, macht aber deutlich, daß es noch »andere mehr« gewesen seien. (8)

Da sich diese gewiß nicht nur mit ihrer Meinung zurückhielten, wird deutlich, wie wirkungsvoll der allgemeine Boykott war. Man sollte es kaum glauben.

Doch es gab den einen und anderen Hoffnungsschimmer. So z. B. als sich Schleich eines Tages nach einem vergeblichen Besuch eines Verlegers »wie ein abgewiesener Romandichter unter der Linde von Hirschwalds Buchhandlung« wiederfand. Er »war dem Weinen nahe«, als ihm Prof. Dr. Alexander Langgaard vom Pharmakologischen Institut der Berliner Universität ansprach und nach dem Grund seiner augenscheinlichen Enttäuschung fragte. »Ich klagte ihm mein Leid. Er wollte einmal eine solche Operation sehen. Wir fuhren sofort in meine Klinik, und ich demonstrierte ihm die absolute Schmerzlosigkeit an einer Armplastik bei einer Brandnarbe, die vom Oberarm bis in die Handwurzel reichte. Er war begeistert, und wir fuhren in die J. Springersche Verlagsbuchhandlung. Am nächsten Tag begann der Druck« – meiner ersten »Tragödie« sagte Schleich bezeichnenderweise mit Galgenhumor. [9]

Es gab nur einen Consensus, nur eine große gelehrte Übereinstimmung, nein, es gab vielmehr eine Verschwörung gegen Dr. med. Carl Ludwig Schleich, – und daß der Begriff des Consensus sehr oft nichts anderes als Verschwörung bedeutet (oder Consensus in Form einer Verschwörung) sollte wissenschaftstheoretisch endlich bewußt werden. [10]

Da waren freundschaftliche Gesten, der Beistand einiger weniger einfach nicht ausreichend, um ein empirisch jederzeit Beweisbares durchzusetzen.

Es dauerte noch 10 Jahre bis eine Wende eintrat. Zehn Jahre wurde ein Verfahren boykottiert, das inzwischen Tausenden von Kranken und Unfallopfern Schmerzen ersparen konnte, wie die Patienten Schleichs und einiger anderer Ärzte längst wußten.

Nach zehn Jahren raffte sich endlich ein großartiger, ein wahrer Kollege Schleichs zu einer wirksamen Aktion auf. Es war Prof. Dr. med. Johann v. Mikulicz-Radecki von der Universität Breslau, der nach Schleichs Worten »für alle höchst überraschend dem Chrirurgenkongreß mitteilte, daß er viele Tausende von Operationen mit dem Schleichschen Verfahren völlig schmerzlos ausgeführt habe und daß die Methode zweifelsohne in den eisernen Bestand des chirurgischen Könnens gehöre. Für den mir angetanen Schimpf aber hat bis zum heutigen Tag niemand ein Wort der Sühne gefunden.« [11]

Im Gegenteil wirkte die vom Sitzungspräsidenten 1892 in Sekundenschnelle in die Welt gesetzte Legende und blieb selbst danach noch im Schwange. Eine sehr bequeme Methode, eine sehr angenehme Legende, welche einfach die Erkenntnisunterdrückung verkleisterte und vorgab, Schleich habe jedem mit dem Staatsanwalt gedroht, »der sich noch erdreiste, Chloroform anzuwenden.« (12)

Mikulicz-Radecki hatte den Stein ins Rollen gebracht – und alles, was man Schleich angetan hatte, war vergessen, und auch dieser selbst erwähnte es kaum noch. Der Kongreßpräsident aber hatte die neue Erkenntnis selbst ausdrücklich abgelehnt, über sie hatte er unsinnigerweise mit Handzeichen abstimmen lassen, und als kein Zeichen der Zustimmung kam, war die Sache auch schon entschieden. Und gerade Schleichs berechtigten moralische Appell hatte er ins Gegenteil verkehrt, um nur das Instrument der Zustimmung zu einer grotesken Erkenntnisunterdrückung richtig zu stimmen. Keiner der Kongreßschreihälse, auch der Präsident nicht, wurden verurteilt.

Nach Mikuliczens Einsatz wurde wie selten in der Neuzeit das gesamte Arsenal der Erkenntnisunterdrückung deutlich:

Die Verlogenheit der ersten Erkenntnisunterdrückung auf dem Kongreß 1892, die Dämpfung des Entdeckers Carl Ludwig Schleich, der äußerst wirksame Boykott, das Sich Bekennen einiger weniger, die gleichsam heimliche Anwendung seines Verfahrens durch »Kollegen«, die Unmöglichkeit der Durchbrechung des Boykotts mit klaren, empirischen Evidenzbeweisen, schließlich der Durchbruch, der keinesfalls zu einer menschlichen und beruflichen Rehabilitierung führte. Schleich mußte doch gerade jetzt berufen werden; nichts geschah. Und es wurde nun das Phänomen nachträglicher Widerstandskämpfer bemerkt: Es gab einige (oder waren es weit mehr?), die sagten, sie seien von Anfang an von der Richtigkeit dieser Methode überzeugt gewesen: Nur hatten sie es nie gesagt. Sie hatten diese Wahrheit augenscheinlich bis zur Wende für sich behalten, um sie nun um so ungestörter verkünden zu können. Es ist das Phänomen der plötzlichen Herausbildung »alter Kämpfer« oder auch »Widerstandskämpfer«. Wir erleben diese widerliche Form intellektueller Unredlichkeit vor unseren Augen bei der immer noch wachsenden Zahl der Widerstandskämpfer gegen das NS-System. Mittlerweile haben schon einige gegen dieses System gekämpft, die damals noch gar nicht geboren waren. Als Augenzeuge kann ich nur sagen: »Widerstandskämpfer waren damals leider eine verschwindende Minderheit: Wenn es damals nur mehr von ihnen gegeben hätte!«

Das Phänomen der Erkenntnisunterdrückung ist ebensowenig wie die Mißhandlung, Folterung oder Verbrennung von Menschen nur eine Erscheinung des angeblich finsteren Mittelalters oder der folgenden Periode, wie gern unterstellt wird. So hat z. B. Prof. Dr. Günther Hamann (Universität Wien) einsichtig erörtert, daß der Galilei-Prozeß anders zu bewerten ist, als viele es zu tun pflegen, die ihn dauernd als Entschuldigung anführen. (13) Vor unseren Augen geschehen im 20. Jahrhundert weit schlimmere Menschenschindereien und Erkenntnisunterdrückungen als je im Mittelalter.

II. Die Unterdrückung und Diffamierung der Gegner der Atomkraftwerke

Der Autor der vorliegenden Schrift wurde 1969 von seiner Frau während eines Urlaubes zu einem ersten Vortrag gegen Atomkraftwerke gedrängt. Er sträubte sich mit Händen und Füßen dagegen, weil dies gegen einen bisher stets eingehaltenen eisernen Grundsatz seines Lebens als Gelehrter und Redner verstieß: Nämlich nur über wirklich von ihm selbst verstandene Erscheinungen zu reden.

Meine Frau (ich darf doch den Ton wechseln?) jedoch war eine sehr kenntnisreiche Chemikerin, Mathematikerin und zudem Schülerin von Prof. Dr. Fritz Straßmann (1902-1980), dem 1938 mit Otto Hahn (1979-1968) eine erste Kernspaltung gelang. Sie stattete mich mit Grundwissen aus, gab mir noch zusätzlich Literatur, – und ich hielt den Vortrag und wunderte mich über die breite Zustimmung und die fehlende, von mir sicher erwartete Kritik. Bald darauf wurde ich von einigen gewinnenden Persönlichkeiten und nach einem Vortrag in Frankfurt a.M. zum Amt des Präsidenten des Weltbundes zum Schutze des Lebens, Sektion Bundesrepublik Deutschland vorgeschlagen und 1970 in Trier gewählt. Damit stand ich einer Organisation vor mit teilweise sehr aktiven Landesverbänden in allen Bundesländern. Dieser Weltbund (WSL) sollte allgemein Lebensschutz verwirklichen, von dem der bis dahin übliche Umweltschutz nur ein Teil ist, wurde aber von den Mitgliedern zum wesentlichen Schrittmacher des Kampfes gegen Kernkraftwerke (KKW) umgewandelt. Diese Aufgabe bejahte ich als die entschieden wichtigste und dringlichste. Ich meldete mein Ehrenamt pflichtgemäß meinem Dienstherren, der kein Gegenwort fand, weil ich ihm des Pudels Kern verschwieg.

Als Wissenschaftshistoriker hatte ich in kürzester Zeit mit Legendenbildungen und der dauernden Anführung unbelegter Textstellen, wenigstens in meinem Präsidialbereich, aufgeräumt. Da sich die meisten im WSL immer wieder auf eine sehr kritische, uns recht günstige Äußerung des zweifachen Nobelpreisträgers Linus Pauling (geb. 1901) beriefen, ließ ich ihm schreiben und die Passage bestätigen. Zudem teilte das Bayrische Innenministerium im einer schwachen Minute offiziell den Curie-Ausstoß des Versuchskraftwerks Gundremmingen mit.

Dies waren die ersten handfesten Belege, die ich nach und nach um weitere vermehren konnte, als ich in die erste öffentliche Diskussion ging. Es erregte bereits die größte Unruhe, als ich einen Schnellhefter mit den Kopien der Originaldokumente auf den Tisch des Podiums legte. Gleich zu Beginn zitierte ich Pauling und wurde prompt unterbrochen: Das Zitat sei unbelegt. Man habe es immer wieder vom Weltbund gehört, der für Fälschungen bekannt sei. Ich wolle nur Emotionen erregen und sollte mich an Tatsachen halten. Als ich dem am Podiumstisch sitzenden Zwischenrufer und der Versammlung das Dokument zeigte, vorlas und den Ausfall zurückwies, gab es die lebhafteste Zustimmung im Saal und bis zum Schluß der Veranstaltung lange Gesichter auf dem Podium. Dort saßen zwar gewiefte Techniker und Physiker, die mir als Kenner der Erzeugung von Kernenergie weit überlegen waren, doch nie meine Argumentation zur Schädlichkeit ihrer Anlagen widerlegen konnten. Mit allem hatte ich gerechnet, nur nicht mit der Hilflosigkeit dieser Fachleute in einem solchen Ausmaß angesichts der wachsenden Zahl meiner Argumente. Oft arbeitete ich nun im Zeitschriftenlesesaal der Bonner Universitätsbibliothek die aktuellen Nuklearzeitschriften durch und entdeckte immer wieder Berichte über Störfälle.

Die Stimmung der Hörer in den vollen oder auch weniger besetzten Sälen vorbereiteter oder improvisierter Veranstaltungen war meist rein gefühlsmäßig gegen Kernkraftwerke gerichtet. Diese Gefühle mußten durch Argumente ersetzt werden, denn: »Mit dem Wissen kommt das Denken und mit dem Denken der Ernst und die Kraft in die Menge« (Alexander v. Humboldt).

Ich hielt Vorträge über Vorträge, wurde immer argumentationssicherer und erstaunte ebenso immer erneut über die regelrecht lügenden Einzeller, d. h. die einseitigen Fachgelehrten. Oft erlebte ich bei einer Podiumsdiskussion in einem vollen Saal, daß die eigentliche Diskussion ausblieb, ja daß ein Regierungsvertreter auf seine Wortmeldung verzichtete. Demgegenüber wunderte ich mich noch mehr über die Verantwortungslosigkeit der Presse und vor allem des Fernsehens, die auch kein Quentchen unserer Argumentationssubstanz übernahmen. Man votierte ausschließlich für Atomenergie, andere Meinungen wurden nicht geduldet. Gegner der KKW wurden anfänglich sogar als Bekloppte oder Hinterwäldler eingestuft. Man zitierte völlig verkehrte Beispiele aus der Technikgeschichte. Schließlich hätten sich auch damals die Menschen an Lokomotiven gewöhnt. So wurden die KKW verharmlost. Die evangelische Kirche hatte einen Umweltbeauftragten, einen Pfarrer, freigestellt, der sich auf Lärmbekämpfung beschränkte und sich jeder Stellungnahme zu weit wichtigeren Sachen enthielt. Heute ist er anderer Meinung, wie seine (meine) Kirche. Ein besonders reger Umweltschützer griff mich wegen der Torheit meines Unterfangens an. Schließlich kämen doch in jedem Jahr im Straßenverkehr weit mehr Menschen um als in Atomkraftwerken – eine völlig falsche Argumentation angesichts dauernd radioaktive Stoffe freisetzender KKWs. (Bei

Störfällen durften sie damals die mehrfache Menge des Normalausstoßes an die Umwelt abgeben.) Auch er war, leider sehr spät, auf der richtigen Seite wiederzufinden.

Natürlich blieb diese Tätigkeit meiner Bonner Universität nicht verborgen, auch meinen Hörern nicht, denen ich zahlreiche Beispiele meiner Lebensschutzforschung darbot. Eines Tages rief ein Physiker meiner Fakultät an und verwickelte mich in ein stundenlanges Gespräch, so daß auch meine Frau einmal einspringen mußte, um mir eine schöpferische Pause zu verschaffen. Ich war bedenklicher Stimmung; da über eine wichtige Veränderung meiner akademische Laufbahn verhandelt werden sollte, wich ich immer wie ein Fechter bis zur Wand zurück, um dann wieder mit neuen Argumenten und Fragen vorzustoßen. Der Physiker befürchtete offen, meine Tätigkeit könnte die Zuweisung von Forschungsmitteln unterbinden, und ich merkte, welche Kreise meine Anstrengungen doch schon gezogen hatten. *Einer seiner Sätze ist mir unvergeßlich geblieben. Er meinte nämlich, es ginge nicht, daß zwei Kollegen, die ein und derselben Fakultät angehörten, verschiedener Meinung sein könnten.* Im übrigen könne ich wertvolle Arbeit leisten, wenn ich mich dem eigentlichen Umweltschutz widme, was ich ohnehin tat. (Dafür sorgten u.a. viele der neu begründeten wissenschaftlichen Arbeitskreise, die meist mit erstklassigen Gelehrten besetzt waren, und mir laufend von ihren Eingaben an Ministerien und Dienststellen berichten mußten.) Ich war so verblüfft, daß ich mich nicht mehr äußerte, auch brach der Physiker das ohnehin viel zu lange Gespräch nun schnell ab. Ist Meinungsverschiedenheit, die mit persönlicher Verbindlichkeit durchaus gepaart sein kann, nicht das notwendige Charaktermerkmal jeder Wissenschaft? Hatte dazu nicht Alexander v. Humboldt Unumstößliches gesagt?[14] Ich änderte nichts. Schließlich war meine Argumentationsebene auch nicht im geringsten geschmälert worden. Ich führte die Auseinandersetzung mit den Befürwortern der Kernenergie getrost weiter und mache diesem Kollegen gerne das Kompliment, daß er sich, von unserem Gespräch abgesehen, in gar keiner Weise als Intrigant oder akademischer Hilfsbremser betätigte, was ich allerdings befürchtet hatte. Ich bedaure offen meinen Irrtum, zu dem ich damals allerdings Grund genug hatte. *Überhaupt muß ich meinen Kollegen der Universität Bonn hier allgemein Sachlichkeit auch in diesen Dingen mir gegenüber nachrühmen.*[15] Es war mir auch während eines Dies Academicus ein gut besuchter Vortrag über die Geographie des Lebensschutzes möglich, der nichts verschwieg.

Bald darauf forderte mich das Fernsehen zu meiner Überraschung zu einer Live-Diskussion auf, und der haltlose Manager, der machtbewußt und selbstsicher mit mir verhandelte, war geradezu ungehalten, als ich angesichts dieser hohen Ehre die Namen der übrigen Teilnehmer verlangte. Es stellte sich heraus, daß ich als einziger Gegner gegen sechs Kernkraftbefürworter gestellt werden sollte. Ich habe damals innerlich mit mir gekämpft, ob ich nicht einfach zustimmen sollte und hatte vor, die Sendung platzen zu lassen, wenn man mir das Wort abschnitte oder nur eine völlig ungenügende Redezeit für mich herausspränge. Diskussionsstrategisch rechnete ich mir immer noch eine Chance aus, die unseren Durchbruch beschleunigen konnte. Doch mein Präsidium riet dringend ab mit nicht zu widerlegenden Gründen. Der Manager rief sichtlich empört wieder an und war noch ungehaltener, als ich nun zwei weitere Persönlichkeiten an meiner Seite verlangte, die eingeladen werden müßten. Daraufhin verschob er die Zusammensetzung der Runde nach einer kurzen Zwischenzeit: Drei Gegner wurden nun acht Befürwortern gegenübergestellt, wie ich aus dem höchst unwilligen Mann herausquetschte. So ließ ich zu seiner Verärgerung die Sendung platzen. Sie hätte doch nur zu einer geplanten Hinrichtung und Verulkung des WSL werden können, wenn ich auch jetzt noch vom Gegenteil überzeugt war. Jedenfalls hatte ich richtig entschieden.

Nach einigen Wochen kam ein anderer Manager von einem anderen Sender, der augenscheinlich von dem ärgerlichen Zwischenfall genau unterrichtet war. Der Mann lockte mit zwei Live-Sendungen, sagen wir, in Mannheim und Koblenz, die zu einer Zeit stattfinden sollten. Für Koblenz benannte ich einen der frühesten und kenntnisreichsten meiner Mitstreiter, den international anerkannten Fachmann für Wasserlaborfragen Prof. Dr. Karl Höll (geb. 1901). Den Namen des anderen Herrn habe ich leider vergessen. Ich war mir in beiden Fällen des Erfolges sicher, bedauerte nur, daß ich aus dienstlichen Gründen nicht dabei sein konnte. Außerdem bestand ich damals nur noch aus Haut und Knochen. Ich hatte mich von den Intrigen des eigenen WSL, d. h. von den eingeschleusten und auch von außen wirkenden Intriganten verbrauchen lassen. Vor allem aber hatte der ständige Kampf Kraft gekostet. Meine Frau wechselte oft die Farbbänder in der Schreibmaschine. Immer schon hatte ich viel geschrieben, damals aber ging es über das übliche Maß weit hinaus, und ich hatte das Gefühl, mich in eine Schreibmaschine zu verwandeln.

So hatte ich in der Hitze des Gefechtes und von der Lockspeise des Managers verführt, gar nicht die einfache Möglichkeit der Manipulation bedacht, die wahre Meisterschaft vieler Manager des Fernsehens bis heute.

Die Live-Sendung wurde tatsächlich ausgestrahlt. Das Publikum war erwartungsfroh: In Koblenz sprach Prof. Dr. Karl Höll, da blendete man sich schnell in die Mannheimer Sendung ein –, und als in Mannheim unser Mann sprach, sprang man nach Koblenz, wo ein Befürworter redete, und Befürworter kamen für die Öffentlichkeit allein zu Wort. Die Frage nach Demokratie, Medien- und Pressefreiheit braucht gar nicht erst gestellt zu werden.

Zähneknirschend habe ich damals die Strategie des WSL bedacht. Man schuf uns und anderen bei Anhörungen im »Langen Eugen« zur Ablenkung und Beschäftigung einige Ventile: Prof. Dr. Karl Höll und der ausgezeichnete habilitierte Chemiker Dr. Moll wurden z. B. während stundenlanger Sitzungen mit vielen anderen gehört – doch Folgen gab es nicht.

So begünstigte ich eine Unterschriftenaktion und überwachte sie wenigstens in Bonn mit dem Stadtplan auf dem Tisch von meiner Bibliothek aus. Eine Frau Weiß, deren Vornamen ich nicht kenne und die ich nie wieder sah, und viele andere opferten sich regelrecht auf. Wir hatten schließlich erstmals 15.000 Unterschriften(16), ebenso gelangen uns einige Demonstrationen – und jetzt endlich kamen Pressemeldungen, und man war entsetzt, als einige Mitglieder des WSL von »Mördern« sprachen. Man sah Gefahren, öffnete sich aber nur sachte, um möglichst noch schiefer als bisher zu berichten. Die einzige Ausnahme bildete für mich der Bonner »General-Anzeiger«, der einen fähigen Redakteur, Herrn Sef Despineux, um einen ausführlichen Bericht gebeten hatte, als nämlich Busfahrten zu Atomkraftwerken von den Interessenten kostenlos organisiert wurden. Die Besucher wurden dann »belehrt« und ebenso kostenlos gut beköstigt, bevor sie entlassen wurden. Sef Despineux stellte mir kluge Fragen, die ich ihm in einem langen, sinnvollen Telefongespräch beantwortete und ließ erstmals berechtigte Zweifel in einem ausgewogenen Bericht einfließen. Ein für mich bis heute unvergeßlicher Vorgang, für den dieser Journalist wohl nie die längst verdiente Anerkennung erhielt.

Von diesem Augenblick an verschärfte sich der Ton der über die Medien und die eigene Werbeagentur des Atom-Forums verfügenden Befürworter. Ich hatte mir anonyme

Drohungen am Telefon anzuhören (auch darüber berichtete der »General-Anzeiger«!) (17), und die Lieblingsvolte, die bis heute alle die schlagen, die demokratische Akte, die ihnen nicht passen, unterdrücken wollen, blieb auch uns nicht erspart. Plötzlich hörte man, der WSL sei nationalsozialistisch und was des Unsinns sonst noch zu hören war. Ich antwortete getrost, zu uns gehörte jedenfalls kein Staatssekretär Globke und auch nicht mein ehemaliger »nationalsozialistischer Führungsoffizier«, der in einem Bundesministerium sitze. Man sollte doch erst einmal die PGs im Bundestag zählen. Da war man schnell still, vergiftete aber die Atmosphäre um so wirksamer weiter. Damals berichtete mir ein Herr, der unsere Veranstaltungen besuchte, auch für meinen Fall sei bereits eine Akte angelegt worden. Es schien der friedliche Kampf gegen die Kernenergie einer Staatsgefährdung zu gleichen. Der bei uns immer auf andere passende NS-Aufkleber hatte wohl doch gewirkt? Semper aliquid haeret, etwas bleibt immer hängen, sagten schon die alten Römer.

Seit diesem ersten Durchbruch, seit diesen 15.000 Unterschriften, wurde der Kampf gegen Atomkraftwerke erstmals zur Volksbewegung. Neben Kennern wie Prof. Dr. Karl Höll, Chefarzt Dr. Max Otto Bruker, Dipl.-Ing. Reinhardt, Dr. habil. Moll, Wilfried Ferring, später auch mit bestem Erfolg Ing. (grad.) Richard Wahl, dem Mainzer Prof. Karl Bechert, war bald der zweite Kernphysiker auf unserer Seite: Es war Prof. Dr. Erich Huster von der Universität Münster, dessen Lehrbuch der Atomphysik mehrere Auflagen erreicht hatte. Solch eine Entwicklung hatte ich lange vergeblich erhofft. Ich legte mein Amt von den Intrigen dieser Kämpfe ermüdet als ein kranker Mann nieder und ließ mich um keinen Preis zur Weiterführung bewegen, da die Lawine sich formiert hatte und die eigentlich mich allein faszinierende Aufgabe in der Pionier- und Kampfzeit des Lebensschutzes vorüber war.

Die Feigheit einiger Gewerkschaften, auch die der Polizeigewerkschaft, der Versicherungswirtschaft (jedenfalls ihrer angesprochenen Vertreter), die Schweigsamkeit des Deutschen Bundestages und der Parteien war ebenso undemokratisch wie die der Medien. Wie stellte sich denn z. B. die Polizeigewerkschaft den Einsatz ihrer Beamten im Falle eines immer möglichen GAU vor? Waren denn überhaupt Konzepte vorhanden? Niemand antwortete. In der Bundesrepublik Deutschland waren die Papierkörbe größer als die Köpfe. Die Zeitschrift »Sowjetunion heute« predigte die Überlegenheit der »sozialistischen Kernkraftwerke«, die absolut sicher gebaut sein sollten, während die »kapitalistischen« nur der Gewinnmaximierung dienten. Unfälle, Katastrophen und Opfer wurden und werden, wenn es nur möglich ist, verschwiegen. Die Garde der deutschen Physik war für KKWs, glaubte an »die friedliche Nutzung der Kernenergie«, sie glaubte, sie wußte leider nicht. Werner Heisenberg (1901-1976), der hochverehrte Nobelpreisträger, rief in meiner Gegenwart aus: »Der Umweltschutz ist eine Chimäre!« Prof. Dr. Heinz Maier-Leibnitz (geb. 1911) glaubte noch bis an die Schwelle von Tschernobyl an die Zukunft einer »friedlichen Nutzung«. Der, weiß Gott, redliche Bischof Tenhumberg von Münster hatte sich aufgrund des Geredes seiner Berater nicht von meinen Bitten überzeugen lassen, daß er das Kirchenland um keinen Preis für die Errichtung des Schnellen Brüters von Kalkar verkaufen dürfe. Er tat es dennoch, wenn auch schweren Herzens. Hätten ihn die üblichen einzelligen Fachleute sachlich beraten, wäre unserem Land ein Milliardenverlust vielleicht erspart geblieben.

Ich hört vor einigen Monaten zufällig eine Live-Diskussion junger Menschen mit unserem Bundespräsidenten. Ein junger Mann sagte: »Herr Bundespräsident, Ihr Bruder war ja auch gegen Atomkraftwerke!« Darauf der Bundespräsident in klassischer Kürze: »Mein Bruder war schon lange vor Tschernobyl gegen Atomkraftwerke!« Schön wäre es gewesen, wäre der Bruder einmal, nur ein einziges Mal rechtzeitig dagegen gewesen. Er würde einen mühseligen Kampf erleichtert und seinen Erfolg beschleunigt haben.

Wir finden viele schon im Fall Carl Ludwig Schleich erkannte Strukturen wieder: Mühseliger Kampf um Durchsetzung, nun aber mit neuen Einsichten und Methoden eines Massenzeitalters. *Ungeahnte Wirksamkeit unterdrückender Medien.* Lügen der Fachleute. Politische Verdächtigungen und sinnloses Weiterführen einmal angelegter Akten. Nun marschieren bereits die »alten Kämpfer« um die Arena, die Imitatoren dieses zermürbenden Kampfes, und vor allem diejenigen, die als Fachleute längst den richtigen Weg kennen mußten. Sie stiegen schnell, spätestens noch im Augenblick der Katastrophe von Tschernobyl, auf den richtigen Dampfer um, obwohl sie von anderen Katastrophen wissen mußten, die vorausgegangen waren, aber gründlich verschwiegen wurden.

In unserem Land darf gelogen werden, daß sich die Balken biegen. Selbst ein Historiker soll die Unterdrückung der Wahrheit aus moralische Gründen für zulässig gehalten haben.

Der WSL war nie nationalsozialistisch unter meiner Führung. Die Satzung hatte der ausgezeichnete Kirchenjurist Dr. Dr. Friedrich Merzyn, Hannover, ein lauterer Mitarbeiter, ausgearbeitet.

Als aus der zunächst isolierten Arbeit des WSL eine Massenbewegung geworden war, mischten sich plötzlich alle möglichen politischen Gruppierungen, vor allem marxistischer Provenienz, mit ein, weil sie hier einen Hebel erkannt hatten, mit dem sie durchaus den Staat aus den Angeln drükken konnten. Als wir solches erstmals während einer Mannheimer Demonstration bemerkten, habe ich sofort dagegen protestiert. Jetzt bekam unser Land die Meinungsunterdrükkung erstattet, reichlich. Wer nicht auf Argumente hören will, muß fühlen. Ein gewaltiges Heer von Berufsdemonstranten erschien überall: Ihm ging es nicht um die Aufhebung der sogenannten »friedlichen Nutzung der Kernenergie«, sondern um die Vernichtung der Bundesrepublik Deutschland. (18) Dagegen hatte meine Bemühung gerade der Erhaltung und der Zukunft unseres Landes gegolten, wie immer wieder gesagt wurde. Es hat am Anfang dieser ideologischen Bewegung Augenblicke gegeben, wo ich vielleicht zu schwarz gesehen habe. Seien wir froh, daß dies vorübergegangen ist. Marxisten haben jedenfalls seit Lenin gewußt, wie sie Massen auf ihre Seite bringen können, und Lenin hatte mit bewußten Lügen und Fälschungen Erfolg – aber sicher ist das gar nicht das richtige Wort.

Neu war im Rahmen dieser Erkenntnisunterdrückung vor allem die demokratisch ausgelöste Massenbewegung der Laien, die stichhaltiges Argumentieren gelernt hatten. Wirkliche Atomphysiker haben dieser Bewegung durchaus zunächst gefehlt. Prof. Bechert (Mainz) und Prof. Huster (Münster) waren in dieser Reihenfolge die ersten. Indem immer mehr Physiker folgten, verlor der WSL an Gewicht. Heute kann ein junger Physiker durchaus gegen »friedliche Nutzung der Kernenergie« auftreten, ohne um seine Karriere fürchten zu müssen. Schon vor Tschernobyl war es im wesentlichen soweit: In einer Live-Diskussion bemühte sich Prof. Maier-Leibnitz vergeblich, einem jüngeren Kollegen die Gefahren einer »friedlichen Nutzung« auszureden. Der andere blieb eindeutig vom Gegenteil überzeugt.

Anders als zu Schleichs Zeit sind die Medien zu einer entscheidenden Macht geworden, die selbst demokratische Parteien und den Bundeskanzler an die Wand drücken kann. In den Medien steckt die Tendenz, Parteien zu ersetzen. Der Bundestag wird sich mit diesem Gebräu aus Ungenauigkeit, Geschwätz, Meinungsverfälschung und wenigem, wirklich Wertvollem noch mehr auseinandersetzen müssen, als er heute vermutlich glaubt.

III. Der Fall Dr. med. Ryke Geerd Hamer

Noch weit schlimmer als das bisher schon Gesagte ist der Fall des Arztes für innere Krankheiten Dr. med. Ryke Geerd Hamer. Er ist noch schlimmer als die Dreyfus-Affaire Frankreichs. Man könnte verzweifeln, wenn man sieht, wie mit Wissen der Medien und der Fachgelehrten erneut eine Erkenntnisunterdrückung praktiziert wird, die noch eine Generation von Medizinhistorikern beschäftigen wird. Auch die Ursache ist klar. Sie steht in diesem Buch auf der Seite 14 und ist eindeutig formuliert. Dem ist, leider, nichts hinzuzusetzen.

Wer ist Dr. med. Ryke Geerd Hamer?

Dr. Hamer ist zunächst ein Mann der schulmedizinischen Zunft, der nach Schulbesuch, Abitur und Studium von Medizin, Physik und evangelischer Theologie mit 26 Jahren in Tübingen approbiert wurde. 25 Jahre arbeitete er an verschiedenen deutschen Universitätskliniken und auch zeitweise mit seiner Frau, die ebenfalls Ärztin war, in einer Gemeinschaftspraxis. Es gelangen ihm einige Erfindungen, die bereits eine ungewöhnliche Begabung manifestierten. So z. B. das atraumatisch (d. h. ohne Blutungen hervorzurufen) schneidende Hamer-Skalpell für plastische Chirurgie, das mit der 20fachen Schärfe einer Rasierklinge schneidet(19), eine Spezialknochensäge, ebenfalls für plastische Chirurgie, eine sich jeweils den Körperkonturen automatisch anpassende Massageliege, oder z. B. noch ein Gerät zur transkutanen Serumdiagnostik. Diese Erfindungen wurden auch zum Patent angemeldet.

Vor allem das »Hamer-Skalpell«, das auf einem Chirurgenkongreß und in entsprechenden Fachzeitschriften vorgestellt wurde [(19)], fand große Beachtung. Etwa wie eine verkleinerte Kreissäge gebaut, erlaubt es selbst in faltiger Haut geradlinige und unblutige Schnitte. Patentverträge hatten derart hohe Zahlungen gesichert, daß man 1976 mit dem Gedanken spielte, ganz nach Italien überzusiedeln, mit dem Geschäft »Medizin gegen Geld« ganz aufzuhören und nur noch kostenlos Kranke, z. B. in den Elendsvierteln Neapels, zu behandeln.

Dann kam das Jahr 1978 heran, das die weitere Zukunft der 6- köpfigen Familie (2 Töchter und 2 Söhne) entschied. Man war mittlerweile ganz nach Rom übergesiedelt. Die Familie wartete, daß die Patentverträge des Vaters zum Abschluß kämen.

IV. Ein verhängnisvoller Schuß des italienischen Thronfolgers Vittorio Emanuele und seine Folgen

Frau Dr. Hamer brach im August 1978 gemeinsam mit ihren 4 Kindern nach Sardinien zu einem Urlaub auf.

Ihre älteste Tochter und der Sohn Dirk unternahmen mit einigen Freunden von dort einen Bootsausflug nach Cavallo, einer Korsika vorgelagerten Insel. Nachdem es spät geworden war und ein Gewitter aufzukommen drohte, entschlossen sich die beiden Geschwister, zusammen mit mehreren Freunden auf den Booten zu übernachten, die aneinandergekettet im Hafen von Cavallo lagen.

Um 3 Uhr nachts, als alle schliefen, zerrissen plötzlich 2 Schüsse die Stille. Sekunden später taumelte Dirk aus seiner Kabine und rief: »Aiuto, aiuto, Hilfe, Hilfe ich bin getroffen.« Dirk war tödlich verletzt worden, wie sich zeigen sollte.

Was war geschehen?

Ebenfalls hatte sich der italienische Thronfolger Vittorio Emanuele auf Cavallo aufgehalten. Zusammen mit anderen jungen Leuten, die alle bester Laune waren, hatte man in einem naheliegenden Restaurant bis spät abends gegessen und viel gelacht.

Dies muß wohl der Grund gewesen sein, daß der Prinz annahm, man habe über ihn gespottet, weil auch der Enkel des Hausarztes der Königsfamilie, der selbst auch wieder Mediziner ist, unter den jungen Leuten war. Vielleicht vermutete der Prinz, es seien irgendwelche medizinischen Familiengeheimnisse ausgeplaudert worden?

Der Prinz war offensichtlich in Rage, denn er fuhr nach

dem Essen eigens nach Hause, um einen Kriegskarabiner zu holen. Nachts um 3 weckte er mit lautem Geschrei die schlafenden jungen Leute, unter dem Vorwand, das Verschwinden seines Gummibötchens, das offenbar irgend jemand nichtsahnend zum Übersetzen auf die großen Boote ausgeliehen hatte, ahnden zu wollen. Als erster kam der Enkel des erwähnten Hausarztes (selbst auch Arzt) schlaftrunken an Deck. Er blickte in den Lauf des Karabiners des Prinzen, zwei Schüsse wurden abgefeuert, die jedoch, da sich der junge Mann geistesgegenwärtig hinwerfen konnte, fehl gingen und die Boote trafen, wo sie den schlafenden Dirk tödlich verletzten.

Der junge Dirk Hamer wurde nach einer Odyssee schließlich in die Heidelberger Universitätsklinik gebracht, wo er nach einem dreimonatigen Todeskampf, nach einer Oberschenkelamputation und 19 Operationen am 7. Dezember 1978 in den Armen seines unglücklichen Vaters starb.

Der Prinz gestand die Tat vor dem höchsten französischen Gerichtshof, fand aber in der Öffentlichkeit erstaunlich viele hochgestellte Fürsprecher, und in einer trüben Wolke leuchtete mehr oder weniger deutlich der Name der italienischen Loge P2 auf, die z. B. in der FAZ mehrfach als kriminell bezeichnet wurde. Der Fall wurde bis heute (1992), 14 Jahre nach der Tat, noch immer nicht abschließend verhandelt. Das wichtigste Indiz, ein Teil der Gewehrkugel, verlor sich im wahrsten Sinne des Wortes im Staub der juristischen Gerechtigkeit, und der Karabiner wurde aus der polizeilichen Waffenkammer entwendet. Es tauchte erst 1990 ein möglicherweise nur ähnliches Modell wieder auf.

Der Prinz behauptete später, noch ein anderer habe geschossen, die Kugel stamme gar nicht aus seiner Waffe. Niemand hatte einen anderen Schützen gesehen oder gehört. Die Presse stand jedoch auf seiner Seite und fast schien es, als habe gar nicht der Mörder, sondern der Ermordete die Schuld an allem.

Der Vater Hamer erkrankte kurz nach dem Tod des geliebten Sohnes an Hodenkrebs – ein Vorgang, der das Umfeld des Täters erfreute. Infolge vieler Patentanmeldungen hatte das tragische Geschehen den Vater in einem besonders ungünstigen Augenblick getroffen. Die Familie war vom Schmerz überwältigt, auch die Mutter erkrankte. Sie erholte sich nie mehr richtig vom Tod ihres Sohnes und von den nun beginnenden Verfolgungen seitens einflußreicher Freunde des Prinzen. Sie starb 1985 an gebrochenem Herzen. (Mutter und Sohn fanden ein gemeinsames würdiges Grab auf dem Friedhof für Ausländer an der Pyramide des Cestius in Rom.)

Seit Juni 1981 arbeitete Dr. Hamer als Oberarzt an einer der Universität München angeschlossenen »Krebsklinik«. Es schien für die Gegner, die ohne Tarnung und ohne Rücksicht operierten, alles bestens bestellt. Die Krebsklinik erschien als Refugium kurz vor dem sicheren Tod Dr. Hamers.

Doch der widerstandsfähige und trotz allen Leides genesende Dr. Hamer überlebte, wie ich meine, infolge sehr schöpferischer Denkbewegungen. Der Schock des Todes seines Sohnes und die nachfolgende eigene Krebserkrankung, hatten ihn nachdenken lassen, ob etwas Ähnliches nicht auch im Leben anderer Krebserkrankter aufzufinden sei. Er befragte Tag und Nacht Patienten der erwähnten Krebsklinik und konnte feststellen, daß es tatsächlich so war: Alle Patienten konnten über ein ähnlich schwerwiegendes psychisches Schockerlebnis berichten. Das überwältigende Erlebnis einer erstmals schlüssigen Krebsentstehungstgheorie ließen ihn seinen eigenen Schock überwinden.

Am 4./5. Oktober 1981 konnte er in Radio I und im Bayrischen Fernsehen sein neues Krebssystem vorstellen. Den Entstehungsmechanismus des Krebs nannte er erstmals »Dirk-Hamer-Syndrom«, weil der Tod des Sohnes den Weg zur Ursache der Krankheit ermöglicht hatte.

»Seitdem«, sagt Dr. Hamer selbst, »jagen mich meine Feinde wie einen Hasen übers freie Feld«.

V. Chronologie zur Entstehung der Krebstheorie Dr. med. Ryke Geerd Hamers

Ist die Zeit für eine Erfindung, für eine Idee oder eine neue Lehre reif, so können sich, kulturgeschichtlich bedingt und aus der »Zeitgenossenschaft« (L. v. Ranke) verständlich, ähnliche Vorstellungen bei gleichgerichteten Forschern entwickeln. Diese Erscheinung, die oft zum Beispiel bei einer Erfindung zu einem Prioritätsstreit führt, ist wissenschaftsgeschichtlich nicht neu. Im Fall Dr. Hamers sind allerdings entsprechende Ergebnisse anderer Forscher durchaus ausgeblieben, den Kern seiner Lehre könnten sie ohnehin nicht betreffen.

Deshalb ist die Darbietung einer genauen Zeitfolge seiner Entdeckung besonders wichtig. Und dies allein schon deshalb, weil bereits vor unseren Augen der Prozeß der Verfälschung begonnen hat, einseitig und grotesk begünstigt von der Diffamierung des genialen Forschers. Ist nämlich ein Arzt wie Dr. Hamer in der unsinnigsten Weise um seine Approbation gebracht worden, hat man ihn von seinen Verdienstmöglichkeiten abgeschnitten, ist er in den Augen eines Durchschnittsbürgers derart ausgestoßen, daß secondhand und secondrate Gelehrte, Mediziner bescheidenster Sorte und bestellte Lobredner des Fernsehens ihn um so besser ausplündern können. Die Banditen haben in diesem Fall nicht einmal einen Schweißbrenner nötig, da der Geldschrank offensteht. Wie sagte doch das Katterlieschen in dem Grimmschen Märchen: »Leute macht die Türen auf, wir wollen stehlen.«

Nun hat jede Wissenschaft auch heute noch ihre wahrhaft

führenden Gelehrten, die sich nichts ohne Quellenzitate aneignen, andererseits hat jede Disziplin ihre Kongreßreisenden, ihre Schwätzer, die sie oft allein maßgeblich in der Öffentlichkeit repräsentieren. Solche Hohlköpfe reißen sich gern unter den Nagel, was sie nur können. Die Geschichte der Erkenntnisunterdrückung belegt es.

So wird erst seit der Lehre Dr. Hamers plötzlich von Psychoonkologie gesprochen, von einer Krebsmedizin, welche die Seele beachten will. Was immer auch darunter verstanden wird und noch verstanden werden wird: Der Erfinder kann nur das Wort (oder ist es schon ein Begriff?) für sich beanspruchen, da er nach Dr. Hamer gekommen ist. Ich verstehe darunter nichts anderes als eine verschämte Reaktion von »Geleerten« (sic!), oder die notdürftige Konstruktion eines bedenklichen akademischen Feigenblatts, das nur deshalb erzeugt wurde, um es im Augenblick des Durchbruches der Lehre Dr. Hamers zu gebrauchen, vielleicht nicht mit dem Ausdruck »Ick bin schon allhier!« (aber, wer weiß denn?), sondern als Räucherkerze, verbunden mit der Bekundung, man habe das alles doch schon längst gewußt. Im Fernsehen sah ich schon vor Monaten zufällig eine Sendung, in der die letzten Weisheiten amerikanischer Medizin aufgetischt wurden: Während unsere Medien Dr. Hamer einfach unterdrücken, ist es ausländischen »Kollegen« erlaubt, zunächst einmal 20% der Vorstellungen Dr. Hamers als ihre Forschung zu verkaufen. Das Fernsehen bringt das, als wenn man gar nicht wüßte, um was es ginge: Es läßt die Ausplünderung eines Gelehrten zu. So wird nach und nach eine Forschungsleistung vor unseren Augen von anderen übernommen und beansprucht, während der eigentliche Entdecker von einer zusammenwirkenden Gruppe in Schach gehalten wird, für die sich das unheimliche Wort Mafia aufdrängt. Ich kenne kein besseres.

Wie kam es also zur Neuen Medizin Dr. Hamers?

- Am 18. August 1978 wird der hochbegabte Sohn Dr. Hamers während eines Urlaubs auf Cavallo bei Korsika von Kugeln des italienischen Thronfolgers getroffen.
- Der Schock wegen des Leidens und des Todes des Sohnes am 7. Dezember 1978 löst bei Dr. Hamer kurz darauf einen Hodenkrebs aus.

  Wie ihm im Nachhinein klar wird, kann er den für seinen Krebs verantwortlichen Verlustkonflikt durch intensive Gespräche mit seiner Frau lösen.
- Ab Juni 1981 arbeitet Dr. Hamer als internistischer Oberarzt an einer Krebsklinik und beginnt die Überprüfung der psychischen Ursachen des Krebsgeschehens bei den anwesenden Patienten. Als er seine Entdeckungen zum Gegenstand einer ärztlichen Diskussion in der Klinik machen will, wird er von der Klinikleitung vor die Alternative gestellt, entweder abzuschwören oder die Klinik zu verlassen. Dr. Hamer verläßt die Klinik, nachdem er noch Tag und Nacht auch den letzten Patienten untersucht hatte.
- Am 4./5. Oktober 1981 gibt Dr. Hamer im RAI (italienischen Fernsehen) und im Bayrischen Fernsehen seine Entdeckung bekannt:

  Am Anfang eines aktiven Krebsgeschehens steht das »Dirk-Hamer-Syndrom«, benannt nach dem Sohn Dr. Hamers. Der Begriff Syndrom bedeutet das Zusammentreffen mehrerer krankheitsauslösender Merkmale. Drei Erscheinungen wirken zusammen:

1. ein allerschwerster Konflikt-Erlebnisschock

2. ein hochakutdramatisches Geschehen (Keulenschlag)

3. ein isolatives Geschehen (der Patient ist allein oder hat niemanden, mit dem er reden könnte.

Die kürzeste Zusammenfassung der »Eisernen Regel des Krebs« bedeutet zugleich die Erklärung von *Entstehung, Lokalisation* und *Verlauf* des Krebses – eine beachtliche, längst nobelpreiswürdige Leistung.

Die »Eiserne Regel des Krebs«, die nach Dr. Hamer eine biologische Gesetzmäßigkeit ist, lautet:

Die EISERNE REGEL DES KREBS ist eine empirisch gefundene biologische Gesetzmäßigkeit, die bisher an 15.000 von Dr. Hamer untersuchten Fällen ausnahmslos bestätigt werden konnte.

Die EISERNE REGEL DES KREBS ist ein überdeterminiertes System dreier korrelierender Funktionen, wobei man jeweils die restlichen zwei berechnen kann, wenn man eine weiß:

Die EISERNE REGEL DES KREBS lautet:

1. Kriterium:
   Jede Krebs- oder Krebsäquivalenterkrankung
   entsteht mit einem DHS (DIRK-HAMER-SYN-
   DROM),
   d. h. einem allerschwersten, hochakut-
   dramatischen und isolativen Konflikter-
   lebnisschock, der in der Sekunde des DHS
   einen sog. HAMERschen HERD im Gehirn
   und der in der Sekunde des DHS den Beginn
   des Krebswachstums am Organ bewirkt.

2. Kriterium:
   Der Konflikterlebnisinhalt determiniert in

der Sekunde des DHS sowohl die Lokalisation
des HAMERschen HERDES im Gehirn, als auch
die Lokalisation der Krebs- oder
Krebsäquivalenterkrankung am Organ.

3. Kriterium:
Der Verlauf des Konfliktes vom DHS an
korreliert mit dem Verlauf der Veränderung
des HAMERschen HERDES im Gehirn und mit dem
Verlauf der Krebs- oder Krebsäquivalent-
erkrankung am Organ.

• Im Oktober 1981 reichte Dr. Hamer seine Erkenntnisse bei seiner Universität in Tübingen als Habilitationsschrift ein (»Das DIRK-HAMER-SYNDROM und die EISERNE REGEL DES KREBS«), weil er an die Beschleunigung des Durchbruchs seiner Erkenntnisse glaubte, da sein System nun rasch geprüft und bestätigt werden mußte, hatte sich doch seine Richtigkeit immer wieder erwiesen.

Zu beachten ist die erstaunlich kurze Abfolge der Entwicklung vom Tod des Sohnes am 7. Dezember 1978 bis zur ersten Publikation der Forschungsergebnisse am 4./5. Oktober 1981 und der Vorlage der Habilitationsschrift im gleichen Monat 1981. Ähnliche Beobachtungen sind in der Wissenschaftsgeschichte bekannt:

Die geniale Problemlösung wird in dichter Folge von Denkschritten erreicht, die später noch erheblich verbessert werden können.

Etwa 200 Fälle waren angeführt worden, welche die Erkenntnis der psychischen Ursache und Beeinflußbarkeit der Krebserkrankung erhärten sollten. Kein einziger Fall jedoch wurde überprüft!

Im Mai 1982 wurde die Habilitationsarbeit unter mysteriösen Umständen abgelehnt, u.a. war der Anwalt des italienischen Prinzen gleichzeitig der Anwalt der Tübinger Universität.

1986 verurteilte ein Gericht die Universität Tübingen zur Fortsetzung des Habilitationsverfahrens, die bis heute verweigert wird.

• Im folgenden soll das Krebssystem Dr. Hamers, heute auch einfach die »NEUE MEDIZIN« genannt, bewußt knapp dargestellt werden, die Darstellung soll jedoch zu den Büchern Dr. Hamers hinführen, nicht diese ersetzen.

Die NEUE MEDIZIN ist ein klares biologischmedizinisches System ohne eine einzige Hypothese im Gegensatz zu der herrschenden sog. Schulmedizin, die ohne eine Vielzahl von Hypothesen nicht auskommt.

Die NEUE MEDIZIN ist ein streng naturwissenschaftliches System mit 4 von Dr. Hamer gefundenen biologischen Gesetzmäßigkeiten:

1. Die EISERNE REGEL DES KREBS

2. Das Gesetz von der Zweiphasigkeit aller Erkrankungen

3. Das ontogenetische System der Tumoren und Krebsäquivalenterkrankungen

4. Das ontogenetisch bedingte System der Mikroben.

Das Besondere an diesem neuen umfassenden medizinischen System ist, daß sich jeder einzelne Patientenfall, so wie es die strenge Naturwissenschaft fordert, exakt nach diesen 4 biologischen Gesetzmäßigkeiten *reproduzieren* läßt. Es ist das erste Mal in der Medizin, daß es ein solch exaktes wissenschaftliches System gibt.

Der Organismus von Mensch und Tier arbeitet auf drei Ebenen (Psyche – Gehirn – Organ) *synchron*. Der Beginn einer Erkrankung ist stets das sog. DHS (DIRK-HAMER-SYNDROM), ein biologischer Konfliktschock, der Mensch oder Tier »auf dem falschen Fuß erwischt«. Die Heilung der Krankheit beginnt bei der möglichst realen Lösung des Konfliktes.

Die Meinung, Krebs werde durch äußere Einflüsse (cancerogene Stoffe, Rauchen, Asbest u.a.) ausgelöst, wurde der Öffentlichkeit immer wieder eingehämmert, ist aber grundsätzlich falsch.

Näheres hierzu findet der Leser z. B. auf der Tonkassette »Einführung in die neue Medizin«, Seite B.

VI. Der Fall Doris Beck

Seit ich sie kannte, war meine Frau von erstaunlicher körperlicher und geistiger Lebenskraft. Während Urlaubswanderungen, etwa in Südtirol, war sie z. B. die Planerin von Bergtouren, die vor allem mich, der ich 1945 in amerikanischer Kriegsgefangenschaft nach einem Balancierakt über einen Balken in einer Mühle meine gewohnte völlige Schwindelfreiheit verloren hatte, viel Überwindung kosteten. Wir waren bis zu elf Stunden unterwegs. 1985 verbrachten wir den wohl schönsten Urlaub unseres Lebens in Bayern, als sich eine Krankheit ankündigte, die niemand bezeichnen konnte. Dennoch war meine Frau lustig und guter Dinge und fuhr gut gelaunt nach Hause zurück. Dort legte sie sich immer häufiger und immer länger hin und ruhte. Ich kochte nach ihrer Anordnung. Zum Glück hatten wir einen bewährten Hausarzt, der sie beruhigte, mir aber nach einigen Wochen sagte, der Zustand sei ernst, man müsse mit dem Schlimmsten rechnen. Auch ich hatte ihr Befinden längst derart beurteilt, wußte aber nun, was meine Pflicht war.

Meine Frau jedenfalls war ihr ganzes Leben ernährungsmäßig auf die Vermeidung von Krebs eingestellt gewesen und war als Chemikerin tief davon überzeugt, diese Krankheit werde von außen, durch die »toxische Gesamtsituation« (Eichholtz) und auch durch Gifte in der Nahrung erzeugt. Ich glaubte das auch und meine noch heute, daß eine natürliche Ernährung zur Gesundheit beiträgt, glaube allerdings längst nicht mehr an äußere Ursachen der Krebsentstehung. Ich bemühte mich jedenfalls seit dieser Zeit um eine noch größere Zuwendung. Meine Frau nahm in einem erschreckenden Maß ab, dabei immer noch von ihrer Heilung durchdrungen und voller Energie, andererseits in geschickten Formulierungen ihren Tod ankündigend. Ich selbst bemerkte dieses zum ersten Mal, als sie mir im Januar 1986 eine Wiederheirat nach ihrem Tod nahelegte. Ich wies diesen Gedanken energisch zurück, der ihre Selbstaufgabe einschloß. Sie fuhr selbst noch im Auto in eine Klinik und kehrte nach einigen Wochen allein wieder zurück. Ich konnte sie nur bewundern und über ihre Lebenskraft staunen. Aus der Klinik erhielt ich endlich die Diagnose: Pankreas-Krebs.

Meine Frau hielt sich lange zu Hause auf und war schließlich zum Skelett abgemagert. An einem Sonntag schnitt sie unsere Obstbäume. Ich hielt die Leiter und fürchtete dauernd, sie könne stürzen. Sie ließ in stundenlanger Arbeit keinen Wassertrieb aus. Um die höchsten zu erreichen, stellte sie sich frei oben auf die letzte Stufe der hohen Leiter, während ich sprungbereit stand, um sie aufzufangen. Sie ließ sich die Arbeit nicht abnehmen, so sehr ich sie auch darum bat. Ja, sie okulierte noch einen Obstbaum erfolgreich, wie wir inzwischen längst wissen. Sie dankte mir anschließend noch eigens, daß ich ihr an diesem Sonntag ohne Widerwort beigestanden sei.

Da sie in einer Klinik, die der Hausarzt dringend empfohlen hatte, nicht unterkam, mußte sie nun ein anderes Krankenhaus, ebenfalls außerhalb Bonns, aufsuchen. Der dort maßgebliche Abteilungsleiter, ein Chirurg und Professor, war uns von einem guten Bekannten warnend als »Vielschneider« genannt worden. Doch meine Frau kam zunächst in die Innere Abteilung zu einem polternden Professor, der keine Taktlosigkeit ausließ. Unberührt von jedem Zweifel donnerte er nach einer Visite, immer wieder mit neuen Kanonaden, der Hausarzt sei der Schwiegersohn des bekannten Dr. . . ., beide seien Vertreter der Homöopathie und die sei, wie er mit besonders kräftiger Betonung feststellte, »Paramedizin«. Bis hierher fühlte sich meine Frau schon mehrfach gedemütigt, verletzt und leer nach so viel Taktlosigkeit eines »Anstaltsgewaltigen« (Thomas Mann). Der polternde Professor schien von der Seele seiner Patienten gar nichts zu halten und war ein solches Bündel groben Selbstbewußtseins, daß er unheilbar an einer Elephantiasis eben dieses Selbstbewußtseins litt, und zwar derart offensichtlich, daß es »selbst dem Laienverstand einleuchtete« (Alfred Dove). Mit solchen Kerlen mußte sich ein Patient herumschlagen, der vor allem größter seelischer Hilfe bedurfte.

Gott sei Dank, wurde meine Frau bald entlassen und kam nun in die chirurgische Abteilung. Und, Gott sei dreifacher Dank, der Chirurgie-Professor war in Urlaub gefahren, und ich summte unhörbar leise, daß meine Frau nicht über meinen Zynismus klagen konnte, den Schlager verflossener Jahre vor mich hin: »Unser Chef ist nicht da, ei das haben wir so gern, ich wollte, er käme nie zurück, das wär für uns das allergrößte Glück«! Meine Frau geriet in die Hände eines jungen bescheidenen und in jeder Beziehung taktvollen Arztes. Mich behandelte er allerdings auch nur wie eine Puppe aus dem Wachsfigurenkabinett. Es fehlte jede persönliche Anrede, jedes persönliche Wort, jedes Gespräch über eventuell Gemeinsames. Ich sollte nur anhören. Gleiches bemerkte ich später auch beim Chef, allerdings in tropischer Wucherung. Schließlich hatte er in mir doch auch den Kollegen zu sehen, was akademisch immer (noch) üblich ist. Ein Leser könnte nun meinen, solches sei eine von mir bejahte Ablehnung des Gleichheitsgrundsatzes. Nein, davon kann keine Rede sein. Allein, ich hatte den Eindruck, daß man sich hier um die Herkunft eines Patienten überhaupt nicht kümmerte, weil auf diese Art alles einfacher wurde. Seine eigene Meinung wähnte man für derart unantastbar, daß man eine Gegenmeinung gar nicht für möglich hielt.

Was der Mund des hohen Herrn verkündete, war einfach nicht zu bezweifeln. Welche Chancen eines Gesprächs, welche zusätzlichen Möglichkeiten der Hilfe wurden dabei verspielt?

Meine Frau war mit dem festen Vorsatz in diese Klinik gekommen, sich nicht operieren zu lassen. Bald bemerkte ich, daß der immer maßgeblicher werdende junge Chirurg eine Öffnung des Körpers vorschlug zur Sicherung der Diagnose, die anders nicht zu erreichen sei. (Hätte er Dr. med. Ryke Geerd Hamer zu Hilfe gerufen, wie einfach wäre alles gewesen; es hätte eine Computertomographie als Grundlage einer genauen Diagnose genügt.) Ebendiese lag auch schon vor, aber man tat dennoch so, als wenn eine Operation unumgänglich sei. Der Chirurg sagte mir solches persönlich. Ich als normaler Laie glaubte ihm leider aufs Wort. Für mich war nach dem entsetzlichen Gewichtsverlust meiner Frau ohnehin kein Zweifel mehr möglich. Würden wir damals schon Dr. Hamer gekannt haben, so hätten wir gewußt, daß starker Gewichtsverlust immer untrügliches Anzeichen eines aktiven Konfliktes ist. Die diagnostische »Einsicht« war der Köder für eine unnötige Operation und sollte die absolute wissenschaftliche Hilflosigkeit der Ärzte verdecken. Es sollte die obligate Jejunum-Schlinge mit neuem Magenausgang gelegt werden, der dann hinterher überhaupt gar nicht nötig war. Das Dogma sollte siegen! Es siegte nicht, es widerlegte sich selbst.

Nun geschah etwas, das ich nicht vorhergesehen hatte: Meine Frau war von der zurückhaltenden Art des Mediziners angetan. Er überzeugte sie und zusätzlich zu einer die Diagnose sichernden Öffnung des Körpers, stimmte sie einer eventuell nötigen anschließenden Operation zu. Meiner Frau wurde höchst wahrscheinlich gesagt, sie habe nur noch eine kurze Zeit zu leben, die man ihr wenigstens verlängern wolle. Diese Meinung drängte sich mir auf, als mich der junge Chirurg nach der Operation informierte. Wenn ich das auch nur vermuten kann, (wenn auch nicht ohne Grund), so bin ich heute durchaus sicher, daß meine Frau schon in diesem Augenblick zum Tode verurteilt wurde. Wobei ich dem Chirurgen durchaus einen Irrtum und vor allem ein hohes Maß an Nichtwissen zubilligen muß, da man infolge einer strikten Erkenntnisunterdrückung das Bekanntwerden der Lehre Dr. Hamers verhindert hatte. Die eigentlich Schuldigen sind Teil eines dichten Filzes aus bewußter fachmännischer Erkenntnisunterdrückung, aus juristischem Fehlverhalten und Gehabe von Ärztekammern und Polypenarmen einer verbrecherischen Mafia, insgesamt selbst ein Krebsgeschwür, das kein Rechtsstaat dulden darf, und auch die Bundesrepublik Deutschland wird es nicht ewig dulden. Es dürfte das letzte Krebsgeschwür werden, das mit Feuer und Stahl vernichtet werden muß, wenn es nicht den gesamten Organismus vergiften soll.

Nun lag meine Frau in einem Zweibettzimmer zusammen mit einer jungen und gesunden Frau W., der ich für ihren optimistischen Zuspruch und ihre stille Freundlichkeit nicht genug danken kann. Ich erlebte es selbst mit, wie sie meine Frau einmal nach einem pessimistischen Ausbruch energisch wieder aufrichtete, und ich war von der Hilfe dieser Patientin, die lediglich wegen der Operation an einem großen Zeh die Klinik aufsuchen mußte, weit mehr überzeugt als von Hilfe und Einsicht der behandelnden Ärzte.

Zu meinem größten Entsetzen kam damals der Abteilungschef aus dem Urlaub zurück und schon ereigneten sich Taktlosigkeiten, die mir heute noch unglaublich erscheinen wollen:

Er redete mich vor der Tür des Krankenzimmers laut an, als sei ich aus Holz, so daß meine Frau jedes Wort hörte. Er wundere sich über den Hausarzt, zwar habe er selbst ein Kind oder mehrere Kinder auf die Waldorfschule geschickt, halte aber gar nichts von der Anthroposophie und hielte es für unklug, einen solchen Hausarzt, wie wir, zu haben, dessen mit Recht überlaufene Praxis ihn offensichtlich mit Neid erfüllte. So mußte ich, aus Rücksicht auf meine Frau einen Mann beleidigen lassen, der mir selbst mit angeblich gänzlich unwirksamen Medikamenten in erstaunlich kurzer Zeit nach Beendigung meiner Präsidentschaft im WSL geholfen hatte, als ich mich elend gefühlt hatte wie vorher und nachher niemals wieder. Dies alles auch in Gegenwart meiner Kinder, die vom gleichen Arzt alle schon erfolgreich behandelt worden waren. Auch sie waren, wie ihre Eltern, keine Anhänger der Anthroposophie, deren Früchte jedenfalls schon allen gut getan hatten. Ein Widerwort hielt ich trotz innerer Weißglut zurück, da es das sofortige Ende meiner Frau bedeuten konnte. Gerade sie bedurfte jetzt nicht solch taktlosen Geredes, sondern möglichster Schonung. Hätten nicht solche Vorwürfe, die sich selbst widerlegten, im vorhandenen Zimmer des Abteilungchefs erledigt werden können?

Meine Frau war anschließend sichtlich erregt, in Wirklichkeit war sie, wie ich wohl wußte, bei ihrem Temperament aufs Höchste erregt. Sie vergatterte mich: Ich solle mich jeden Wortes enthalten. Ich nahm es äußerlich möglichst gelassen hin, mit innerlich geballten Fäusten, denen ich gerne die Freiheit gelassen hätte.

Doch es kam noch besser (oder richtiger: noch schlechter!):

Als der liebe Professor nämlich beide Patientinnen einmal zur Visite aufsuchte, (wenn dieser Begriff nicht zu sehr an einen guten medizinischen Brauch erinnern sollte), stellte er sich vor die Betten der beiden Frauen und verkündete mit lauter Stimme, wie sehr er die gesunde Frau W. bedauere, daß sie neben einer solch kranken Person wie meiner Frau liegen müsse und wieviel lieber er ihr stattdessen einen jungen Mann wünsche. Welch Wunsch in einer christlichen Klinik wie dieser, mit ungetrübtem Selbstbewußtsein geäußert, vor zwei harmonisch verheirateten Frauen mit gesunden Kindern!

Daß diese Taktlosigkeit keine Ausnahme war, erfuhr ich wenig später: Einer meiner liebsten Kollegen war nämlich zufällig schon zuvor in diese Klinik gekommen. Er hatte seine liebe Frau verloren, und als sich die Klinik in der Weihnachtszeit zu leeren begann, hatte er bei der Visite den lieben Professor herzlich um Verbleib über die Weihnachtsfeiertage im Krankenhaus gebeten, da er zu Hause doch nur allein und ohne Hilfe sei. Er war mehr als erstaunt, als er erfahren mußte, er sei dennoch entlassen worden. Was sagte der liebe Professor, als ihn der Kollege in der Visite zur Rede stellte? »Ach wissen Sie, ich dachte, Sie hätten sich eine angelacht!«

Der Mann wird weiter amtieren bis zum gesegneten Ruhestand, man wird ihm beim Abschied Patientennähe und Erfolge bescheinigen, ihm Krokodilstränen nachweinen und . . .

Meine Kinder und ich waren indessen auch über die Rücksichtslosigkeit des Pflegepersonals entsetzt: Etwa wie eine Pflegerin immer wieder regelrecht mit gesenkten Hörnern grußlos in das Zimmer stürmte und wieder hinausrannte, obwohl doch jede Kleinigkeit, selbst die »Visiten« des Professors, selbst seine alleinige gefühlvolle Ansprache an seine beiden Patientinnen, berechnet wurden. Wie der Herr, so das Gescherr.

Meine Frau wurde operiert. Sie allein war gefragt worden. Eine gemeinsame Erörterung mit dem Chirurgen hatte es nicht gegeben. Ich hätte mich ohnehin damals nur dem Willen meiner Frau anschließen können, da ich keine Alternative kannte. Man übergab mir den Operationsbericht, selbst für einen Laien immerhin die Offenbarung eines komplizierten Eingriffs: Es war zerschnitten, neu verlegt und verbunden, es war herausgeschnitten, und es war nach allen möglichen Methoden namhafter Chirurgen behandelt worden. Es wurde mir von dem jungen Chirurgen gesagt: »Eine Heilung wird es nicht mehr geben!« Ich ersparte ihm die Frage: »Warum überhaupt diese Operation?« Der Professor sagte mir wenig später, man habe »das menschliche Leben verlängert.« Ich wußte nie, ob ich das glauben könne; schließlich ließ es sich nicht beweisen. Ich bin selbst heute fest davon überzeugt, daß meine Frau ohne diese Operation noch gerettet werden konnte. Damit war eine lebenskräftige, immer erstaunlich leistungsfähige Frau im Alter von 56 Jahren endgültig zum Tode verurteilt worden. Sie bezog nun für wenige Tage die Intensivstation und berichtete bei meinem ersten Besuch, noch recht schläfrig wirkend, wie sie die Frage einer Raumpflegerin gehört habe, die ein bestimmtes Mischungsverhältnis zwischen Wasser und einem Reinigungs- oder Desinfektionsmittel in einem Eimer herstellen sollte, so wie es auf einer Packung angegeben war, und deshalb einen jungen Arzt um Rat gefragt habe. Der habe keine klare Antwort gewußt und etwas sehr grob über den Daumen Gepeiltes angeordnet, das geradezu katastrophal verkehrt gewesen sei. Sie hatte das mit ihrem wachen Verstand bereits wieder registriert. Vor der Entlassung dankte sie noch in meiner Gegenwart dem jungen Operateur für seine Bemühung in herzlicher Form ...

Zu Hause angekommen, trug ich sie auf den Händen die Treppe hinauf und legte sie in das Bett. Im Hausflur hatte sie gesagt: »Ich werde nicht mehr.«

Ich trug sie, wann immer es nötig war, treppauf treppab.

Da ich im Bad Godesberger Albert-Schweizer-Haus oft Vorträge gehalten hatte, erhielt ich dessen Monatsprogramm und stieß auf eine Fahrt, die ein mir bekannter Herr schon vor einiger Zeit organisiert hatte: Nach Katzenelnbogen in die Krebsklinik eines Dr. med. Ryke Geerd Hamer, der eine neue Krebstheorie in der Praxis bereits mehrfach bewährt habe. Meine Frau wollte leider nicht an dieser Fahrt teilnehmen, obwohl sie schon mehrfach Zeitungsausschnitte mit Erwähnungen dieses Arztes gesammelt hatte, wie ich nach ihrem Tod feststellte. Zweifellos war ihr Blick aber mehr auf Zusammenhänge als auf den Namen des Arztes gerichtet gewesen, der ihr nun leider entfallen war.

Der bewährte Hausarzt erschien trotz großer Belastung, so oft es nur möglich war und kam schließlich regelmäßig. Alle waren dankbar und immer war ich der festen Überzeugung, er helfe auch mit seinen guten Worten und seinem menschlichen Auftreten.

Ich schrieb auf Wunsch meiner Frau ein gemeinsames Testament, das wir beide unterzeichneten. Sie konnte kaum noch den Kugelschreiber führen. Ich las es ihr und den Kindern vor, so wie sie es wollte.

Nun wünschte meine Frau, es solle eine längst vereinbarte Ferienreise, wieder nach Bayern, auf jeden Fall angetreten werden. Leise versuchte ich davon abzulenken, weil ich das Schlimmste befürchtete; es war nichts zu machen, und ihr Plan war gewiß trotz allem richtig. Auch der Hausarzt stimmte ihm voll zu.

So betteten wir sie auf den Rücksitz unseres »Opel Kadett«, den meine älteste Tochter fuhr. Ich wußte, um was es ging, als ich meine Frau zum letzten Mal die Treppe hinuntertrug. Nach einer Zwischenstation in der Studentenwohnung unserer ältesten Tochter in Erlangen, kamen wir am nächsten Tag gut am Urlaubsort an, wo uns die Familie Bauer freundlich empfing. Ich kann Bauers wegen ihres Taktes, ihrer Liebe und Hilfe nicht genug loben; die beiden noch kleinen Kinder der Familie hatten wir beide gern; auch sie waren von freundlicher und quicklebendiger Anteilnahme.

Meine Tochter Friederike vor allem ließ schon vorher nicht locker und hatte von einem Bekannten Dr. Hamers Wohnung in Köln erfahren. Sie fuhr mit ihrer Schwester hin und wiederholte die Fahrt dann auffällig oft, bis es selbst mir trotz stärkster Konzentration auf die Hilfe für meine Frau auffiel. Dr. Hamer erschien dann sofort am Urlaubsort, als meine Tochter dringend nach ihm verlangte. Zu helfen war nach dieser Operation nicht mehr, und doch hat er noch viel bewirkt und meiner Frau beigestanden. Als sie an einem herrlichen Hochsommertag, am 3. August 1986 im Freien, auf einem Feldbett im schönen Park der Familie Bauer einschlief, starb eine große Frau, die längst noch nicht zu sterben brauchte. Nur eines hatten mir die behandelnden Ärzte in der chirurgischen Abteilung der Klinik sicher verkündet, nur eines hatten sie sicher gewußt: ihren Tod. Das Ende hatte bereits die Operation gesetzt, wie der Chirurg selbst gesagt hatte. Ich dachte damals, daß einst Detlev v. Liliencron das gute deutsche Wort »Heilschnitt« für Operation vorgeschlagen hatte. Ich dachte mir meinen Teil. Meine Frau war lediglich medizinisch hingerichtet worden.

VII. Hugos Ermordung

Nach dem Tod meiner Frau blieben wir noch einige Tage zur Erledigung der Formalitäten am Urlaubsort und fuhren dann nach Bonn zurück. Nach wenigen Tagen sollte dort ein junger französischer Patient mit seiner Mutter und deren Freundin eintreffen (um in der Nähe von Dr. Hamer zu sein, dessen Rat sie dringend einholen wollten); beide arbeiteten als Studienrätinnen, wie wir sagen würden, an einem Gymnasium. Als sie ankamen, war der Junge schon vom Tod gezeichnet. Er redete kein Wort mehr und starrte nur noch vor sich hin. Jedenfalls habe ich ihn nie anders erlebt.

Nach einem mitgebrachten Computertomogramm und einer Lungenaufnahme stellte Dr. Hamer sofort die Diagnose. Er war damals übrigens für kurze Zeit, wie sich zeigen sollte, wieder im Besitz seiner Approbation. Er ließ schnell einen Notarztwagen kommen und fuhr mit dem Patienten in eine Kinderklinik. Im Herzbeutel des Jungen hatte sich Wasser gebildet, das punktiert werden sollte. Der Klinikchef war von der Richtigkeit der Diagnose überrascht, dergleichen erlebe er selten. Doch die Situation änderte sich sofort, als er den Namen des Arztes erfuhr, der ihm diesen augenscheinlich dem Tod geweihten Jungen zugeführt hatte. Es geschah daraufhin gar nichts. Der Patient wurde lediglich in mein Haus zurückgebracht. Es verrannen wertvolle weitere Stunden, der Patient litt zunehmend unter Atemnot, bis er nach einigen Tagen erneut in die Klinik gebracht werden mußte. Dort erklärte eine junge energische Ärztin der Mutter in Gegenwart des Sohnes, der Junge werde sterben. Da aber der an sich harmlose, von Dr. Hamer erbetene Eingriff nicht ausgeführt wurde, vergingen wiederum einige Tage, da sich niemand zum Punktieren bereitfand.

Dr. Hamer, dessen Wohnung damals wieder einmal polizeilich aufgebrochen wurde, um festzustellen, ob er noch Patienten behandele, war auf meinen Rat mit allen Dokumenten, deren Wegnahme er befürchtete, zu mir gezogen. Ich merkte nun täglich, was die Verfolgung durch eine Mafia bedeutete. Man wußte sofort, wo sich Dr. Hamer befand.

Ich erhielt Anrufe über Anrufe; in besonders lästiger Häufigkeit von einer Ärztin aus Marseille. Ich schrie sie einmal an, doch diese Anrufe zu unterlassen, dieses Telefon sei privat und gehöre mir allein, meine akademischen Schüler und Kollegen seien dadurch schon behindert worden. Es half nichts. Sie rief so lange an, bis sich herausstellte, daß sie wie Dr. Hamer zu denken schien und bis man ihr Auto »verunglücken ließ«. Gleiches war bei Dr. Hamer schon des öfteren versucht worden. Ich will es im folgenden gar nicht weiter erwähnen.

Sein Krebs-System und seine unleugbaren Heilerfolge in wachsender Zahl schienen auch den Behörden und Gerichten gefährlicher zu sein als Mafiosi, Bankräuber und Terroristen. Da er bald wieder ohne Approbation war, weil er seiner Lehre nicht abschwören wollte, (wie es wörtlich in dem Gerichtsurteil hieß), wurde er auf einfachste und wirksamste Art unterdrückt, ohne daß solches je einen Richter, der sehr wohl auch soziale und menschliche Folgen zu bedenken hat, im geringsten interessierte.

Glücklicher Galilei, wie leicht hattest du es doch.

Dr. Hamer wurde auf jeder Reise, auf jedem Gang überwacht, ohne daß die Wächter selbst jemals einen Sinn erkennen konnten, denn er tat nie etwas Unrechtes. So wurden Protokolle angefertigt, Telegramme hinausgejagt, mitgeteilt, er sei z. B. um 19.10 in Zürich mit der Bahn angekommen, ausgestiegen und in ein Hotel gegangen, und der stumme Steuerzahler kam für diesen Unsinn auf. Der Fortschritt der Quälerei und Unterdrückungsmethode entspricht dem Fortschritt des 20. Jahrhunderts: *Staatlich lizensierte Erkenntnisunterdrückung mit verordneter Diskussionsverweigerung – nicht in der alten Sowjetunion, sondern in der Bundesrepublik Deutschland.* Immer wieder versuchte man Dr. Hamers Abschiebung in eine Psychiatrische Klinik wie in der alten Sowjetunion und auch in manchen Demokratien.

Eines Tages kam ich gerade aus meiner Bibliothek und sah durch eine zufällig offenstehende Tür, wie der junge Hugo auf seinem Stuhl in der Küche zusammensackte: Hugo war gestorben? Nein, er war ermordet worden infolge unterlassener Hilfeleistung.

*

Ist der natürliche Selbstheilungsprozeß eines Krebskranken ungestört durch überholtes, panikauslösendes Gerede zu seinem erfreulichen Abschluß gekommen, muß in bestimmten Fällen ein Chirurg z. B. eine von den heilenden Kräften abgekapselte Zyste aus dem Körper holen. Ähnlich wie im Fall des armen Hugo, muß dann lediglich der den Kranken beratende Arzt einen Chirurgen um Hilfe bitten.

1991 ereignete es sich zum wiederholten Male, daß ein solcher Patient – ähnlich wie Hugo – hin und hergeschoben wurde und kein Chirurg helfen wollte. Dabei sollte ihm nur eine bereits abgekapselte Zyste aus dem Bauch herausgenommen werden.

So konnte zweierlei erreicht werden: Man konnte Dr. med. Hamer schulmedizinisch für den Tod eines Patienten (dem man aus dogmatischen Gründen ärztliche Hilfestellung verweigerte) verantwortlich machen und gleichzeitig sein System diffamieren. Sogar ein verwandter Arzt Dr. med. Hamers wies den Patienten ab, und ein weiterer Chirurg ließ diesen kurzerhand ins Sterbezimmer bringen.

Dr. Hamer veranlaßte die Ehefrau, den Patienten aus der Klinik zu holen, wo er schon eine Woche unter Morphium lag. Entgegen aller schulmedizinischer Vorhersagen lebt der Patient bis heute.

Dr. med. Hamer fand dann zum Glück doch noch einen Chirurgen, der mit einem gewissen Sarkasmus zum Skalpell griff, weil er an eine wirksame Widerlegung des Hamer-Systems glaubte.

Man erfuhr, in der Klinik seien vor der Operation Wetten eindeutig gegen ihren Erfolg abgeschlossen worden, – und dennoch gelang sie.

Auch dieser Chirurg stellte, wie mancher vor ihm, zu seiner Überraschung fest, daß Dr. Hamer eben doch recht hatte: Er fand nämlich keineswegs die von ihm erwarteten Metastasen, wohl aber eine abgekapselte Zyste von 20 kg. (Aus Amerika wurde kürzlich übrigens von einer 40 kg schweren Zyste berichtet).

Fazit: Ein weiterer Mord war mit Mühe und Not verhindert worden, und man darf sich fragen, wie wenige Patienten in Zukunft überhaupt noch gerettet werden können, und, vor allem, wie vielen Menschenleben noch Unwissen und offiziell geförderter Boykott einer überholten Medizinaldiktatur ein selbstherrliches Ende setzen dürfen?

Nach den klaren Heilerfolgen Dr. med. Hamers können die in großer Zahl geheilten Patienten der Jurisprudenz nicht mehr die Entscheidung überlassen, um was es hier geht. Medizinischer Boykott und medizinische Verschwörung widersprechen der juristischen Ausflucht des Irrtums oder der »fahrlässigen Tötung«. Es geht um kalten Mord. Seine Ursachen sind polizeiwidrige Dummheit, gehässige, menschenfeindliche Erkenntnisunterdrückung bei bewußter Umgehung des hippokratischen Eides.

VIII. Der Professor lief einfach weg

In dieser Zeit ereignete sich folgende Geschichte. Dr. Hamer heftete mir die Sequenz mehrerer Computertomographien an ein großes sonnenbeschienenes Fenster der Südseite meines Hauses. Ich erläuterte ihm daraufhin sofort das Verfahren des geographischen Vergleichs, das Alexander v. Humboldt z. B. am Vesuv anwandte bei der Auswertung zeitlich abgestufter Meßdaten. Daraus konnte er Veränderungen der »physischen Constitution« des Vulkans von den ältesten über die mittleren bis zu den aktuellsten Meßdaten infolge ihres bewußten Vergleichs erweisen. Ein ähnliches Verfahren wandte Dr. Hamer hier auch an.

Das älteste Computertomogramm des Gehirns eines Patienten zeigte den Reflex eines Konfliktgeschehens, einen sog. Hamerschen Herd. Die folgenden enthüllten, wie ich hören und selbst sehen konnte, ein eindeutiges Abblassen, als Zeichen eines schon gelösten Konfliktes und das letzte belegte eine schon fortgeschrittene Heilung.

Da ein Kölner Professor nur über eine derartige Folge von Computertomogrammen mit Dr. Hamer diskutieren wollte, meinte ich, er solle möglichst bald dorthinfahren und seinen Kollegen mit dieser Sequenz konfrontieren, die meines Erachtens besonders anschaulich einen Prozeß dokumentierte.

So geschah es dann, daß Dr. Hamer den bewußten Professor, der leider von seinem Ordinarius abhängig war, aufsuchte. Der Professor wiederholte, er stehe nur bereit, wenn eine mehrfache Folge von Computertomogrammen von ein und demselben Patienten betrachtet werden könnte. Dr. Hamer hatte seine CTs längst an einer Leuchtwand befestigt, damit nur keine Sekunde verlorengehen sollte und erläuterte sie infolgedessen sofort. Da sie offensichtlich gar nicht anders interpretiert werden konten, als er es tat, und der Professor keine Gegenmeinung äußerte, was jederzeit möglich gewesen wäre, wurde es für ihn mulmig, da sein Ordinarius grundsätzlich, natürlich ohne Diskussion, (wo käme man auch hin mit solchen überholten Praktiken der höchsten antiken Bildungswelt) anderer Meinung war.

Merkwürdige Zustände an Universitäten des 20. Jahrhunderts, in einem Land, dessen vorbildliches Grundgesetz Freiheit der Lehre und For schung verkündet und garantiert, in dem andererseits Ordinarien Erkenntnisse vorschreiben können, als seien ihre Untergebenen Galeerensklaven – und mehr sind sie wohl in den meisten Fällen auch nicht, weil sie lieber ihre Wassersuppen essen, als ein bißchen um ihre Rechte zu kämpfen. Die gleichen Leute sagen einmütig und selbstsicher, wenn ihnen einer kommt, der auf Unrecht hinweist, heute gäbe es etwas Derartiges doch nicht mehr, und was der dummen Phrasen mehr sind.

Mit einem Satz: Es war sehr schnell heikel geworden, und der medizinische Sachverstand mußte sich nun zu Ablehnung oder Zustimmung bekennen, und nicht nur dieses, denn es muß von einem Habilitierten, der den medizinischen Professorentitel führt, auch eine Begründung verlangt werden. Auch die Öffentlichkeit hat auf solches einen Anspruch. Sie muß klar und deutlich über einen erheblichen Fortschritt in der Krebsbekämpfung unterrichtet werden, wird aber bei uns in der Bundesrepublik Deutschland mit Wissen erstaunlich vieler mit verlogenen Phrasen, mit simplen Desinformationen und harmlosen Behauptungen abgespeist. Aus solchen medizinischen Kurzgeschichten hat sich noch nie ein klares Bild ergeben, und fast scheint es mir so, als ob sich alle bedenkenlos Fälschenden, bewußt vor zu viel Worten hüteten. Andeutungen diffamieren schon genügend, etwa der bloße Hinweis auf eine aus Erkenntisgründen abgesprochene Approbation z. B. wäre schon zu viel des Guten, obwohl es der Wahrheit entspräche, wirksamer ist die Frohe Botschaft einer aberkannten Approbation. So hält man sich immer noch das Türchen offen, um im Augenblick der Wende rechtzeitig auf den richtigen Dampfer umzusteigen, dessen Kapitän dann der ansonsten kompromißlose Präsident der Ärztekammer sein wird. Der steuert einen Dampfer auch ohne Patent eines Kapitäns.

Mit einem Satz: Es war heikel geworden. Der Professor mußte antworten – und was tat er? Er wurde plötzlich unruhig, griff wie alle Verlegenen unbewußt an sein Kragenknöpfchen, tat sehr aufgeregt und betonte hastig, er sei in großer Eile, da er noch einen Termin wahrnehmen müsse – und rannte, rannte, rannte davon, daß seine Absätze glühten, wie der Landser nicht ohne Grund zu sagen pflegte. Ende der Diskussion. Ende des akademischen Anstandes. Der Ordinarius diskutierte ohnehin nicht. Für was bezahlt Vater Staat eigentlich solche Geleerte (sic!), die weder Bekenner sind noch Zivilcourage praktizieren. Und wie oft haben schon vorher und nachher Mediziner einfach die Flucht ergriffen vor der Wahrheit, vor empirisch Erweisbarem. Akademisch kann man keine Diskussion verweigern, weil das dem Sittengesetz der Universität zuwiderläuft. *Wissenschaft ist schließlich nichts anderes als eine Form permanenter Erkenntnisdiskussion.* In Wirklichkeit ist sie leider gar zu oft nichts anderes als eine permanente Form der Erkenntnisunterdrückung, die von verschworenen gelehrten Gemeinschaften fast mit mehr Anstrengung und Lust und Liebe betrieben wird, als die pflichtmäßige Erkenntniserweiterung.

Auch diese Flucht ist eine Form der Erkenntnisunterdrückung, während der Verweigerer getrost in seine akademische Unschuld zurückkehrt; es ist Erkenntnisunterdrückung der feigsten und unwissenschaftlichsten Art. Wie mag es in solchen Menschen aussehen, die in anschließenden Vorlesungen ihre Studenten belügen müssen und unter Umständen Dinge behaupten, von denen sie selbst keineswegs überzeugt sind, nur um ihre Stellung nicht zu verlieren oder um gewiß bekämpfbaren Schwierigkeiten spießbürgerlich aus dem Weg zu gehen. Lieber Steine klopfen und bei Wasser und Brot leben, als sich dem Joch solcher akademischer Mißwirtschaft beugen.

IX. Wie der Rektor der Universität Bonn eine Diskussion verhinderte

Schon am Sterbeort meiner Frau hatte mir Dr. Hamer den Wunsch nach einer öffentlichen Diskussion seines Systems in einem größeren Hörsaal der Universität Bonn vorgetragen und mich um Mitwirkung gebeten. Ich sah darin keine Schwierigkeit, da ich mehrfach Versammlungen geleitet hatte, und mehr wollte ich auch hier nicht. Da ich gewiß keine fachliche Kompetenz als Krebsforscher besaß, wollte ich lediglich die Versammlung neutral und fachgerecht leiten, auf gleiche Redezeiten achten, Dauerredner stoppen und Störenfriede abwehren. Es wäre die Durchführung dieser Veranstaltung in dem Institut möglich gewesen, in dem ich selbst damals schon seit 50 Semestern gearbeitet hatte. Doch ich entschied mich für den offiziellen Weg, um jeden Vorwurf auszuschließen. Dr. Hamer sprach mit dem Dekan der mathematisch- naturwissenschaftlichen Fakultät, der überhaupt keine Schwierigkeiten sah. Gemeinsam mit Dr. Hamer und meiner ältesten Tochter suchten wir dann den Rektor auf, den Anatomen Prof. Dr. Kurt Fleischhauer. Dieser sah zwar kein Problem, wunderte sich sogar, daß ich mich einer solchen Selbstverständlichkeit wegen bei ihm selbst um alles bemühe. Doch plötzlich änderte er seine Haltung, holte sich Papier und schrieb mit. Dr. Hamer sagte ihm, wer er sei. Augenscheinlich wußte der Rektor Bescheid, woher, das erfuhren wir leider nicht. Er selbst wurde samt seiner gesamten Medizinischen Fakultät von Dr. Hamer freundlichst eingeladen, wollte natürlich auch nicht erscheinen und lehnte mehrfach jede Diskussion ab: »Ich will nicht diskutieren«! – der akademische Offenbarungseid nun gar aus dem Munde des Rektors meiner Universität. Ich wies noch darauf hin, nicht ich allein werde für die Sauberkeit der Diskussion sorgen, hätten wir uns doch inzwischen eines hochrangigen Bonner Staatsanwaltes versichert, der mir zur Seite stehen wolle. Der Rektor entließ uns. Wir bekämen schriftlich Bescheid. Er sperrte mir ohne weiteres den Saal mit der Begründung, man könnte dem Publikum nicht den Vortrag eines Arztes, der keine Approbation mehr habe, zumuten. Ich konterte, es habe doch wohl auch für mich als jahrzehntelangem Angehörigen des Lehrkörpers der Gleichheitsgrundsatz zu gelten und wies auf umstrittene Persönlichkeiten und Gruppen hin, die ohne weiteres Räume meiner Universität benutzt hatten. Keine Änderung. Das Verwaltungsgericht Köln stellte sich auf die Seite des Rektors, konnte dabei allerdings meine Argumente nicht im geringsten entschärfen. Man berief sich auf einen weltfernen Paragraphen und glaubte, er träfe auch hier zu. Als ich nach verlorenem Prozeß einen wirklichen bescheidenen Betrag zahlen sollte, weigerte ich mich. Und eines Tages rief der Richter bei mir an. Im Gespräch räumte er ein, natürlich wolle man keine Diskussion unterbinden. Augenscheinlich stand er jetzt auf meiner Seite. Ich wies darauf hin, daß ein freies Land Diskussionsverhinderung nicht nötig habe und erst recht keine Erkenntnisunterdrückung. Mein Wollen sei klar begrenzt, und ich berief mich erneut auf den Gleichheitsgrundsatz, der auch für mich gelten müsse. Ich zahlte schließlich, ich glaube 35,00 DM, um die Sache zu beenden. Haben sich Rektor und Gericht hier würdig und richtig verhalten? Hat unser Land wirklich Paragraphen nötig zur Verhinderung von Sinnvollem? Muß man nicht ganz anderes verhindern? Zum Beispiel diesen Rektor der Universität Bonn, der Diskussionen verhindert!

X. Der Fall Almut Beck

Wer beschreibt heute zutreffend meinen Zustand, als ausschließlich Schulmediziner bei meiner Tochter Almut Krebs feststellten (Oktober 1988). Es kam zu den üblichen Panik auslösenden medizinischen Bekundungen in der meiner Tochter längst bekannten Abstufung. *Ein Glück, daß sie das alles selbst bereits wußte und damit zugleich für sich entschärfen konnte.* Ja, man hatte Krebs festgestellt. Man steckte in ihrer Nähe die Köpfe zusammen und tuschelte mit entsprechenden Gesten. Dann erfolgte die Verkündung der Lebensgefahr, es müsse schnell operiert, nein, es müsse sofort operiert werden.

Merkwürdigerweise (oder besser: verständlicherweise) blieben die wenigen familiären Mitwisser erfreulich ruhig. Es zeigte sich etwas Erstaunliches: Dr. Hamer wurde unmittelbar nach Erstellung des ersten Computertomogramms des Abdomens (Bauch), bei dem ein schnell wachsender Tumor festgestellt wurde, zu Rate gezogen. Er beglückwünschte meine Tochter mit den Worten: »Herzlichen Glückwunsch, Almut, Du hast das Schlimmste schon hinter Dir. Du mußt einen Konflikt gehabt haben, den Du erfolgreich gelöst hast.« Durch das Vorwissen meiner Tochter und durch diese Aussage, kam nicht der übliche Diagnoseschock zustande. Wie das von Dr. Hamer entdeckte ontogenetische System der Tumoren und Krebsäquivalent-Erkrankungen zeigt, hatte meine Tochter einen typischen »Heilungsphasen-Tumor«, d. h. einen Tumor durch Zellvermehrung in der Heilungsphase, dem eine große Zellnekrose in der konfliktaktiven Phase vorausgegangen sein mußte. Normalerweise werden diese Tumoren, wenn man sie nicht sofort herausschneidet, sondern einige Monate wartet, zu einer später verfestigten Zyste, die dann sehr einfach herauszuoperieren ist. Wenn diese Zysten sofort operiert werden, sind sie an danebenliegenden Organen angewachsen, was die Schulmedizin als invasives Tumorwachstum fehldeutet. Kurz, wir waren alle von der Richtigkeit der Vorstellungen Dr. Hamers überzeugt, weil wir genügend seiner Erfolge kannten.

Die Ärzte übten Druck aus. Es nützte ihnen nichts. Das Opfer sprang ihnen, Gott sei Dank, regelrecht vom Skalpell.

Nach dem Rat Dr. Hamers wartete Almut zum Entsetzen der meisten, die nun doch davon wußten, ein Jahr. Viele, die Almut kannten, meinten damals, sie erwarte ein Kind. Ihr Bauch wirkte wie bei einer Schwangerschaft, und ich bin später von Mitbürgern gefragt worden, ob denn meine Tochter ihr Kind ausgetragen habe . . .

Eine gute und sinnvolle Zeit arbeitete Dr. Hamer damals mit einer etwas entfernt liegenden Klinik zusammen. Dort wurden auf seinen Rat hin eingelieferte Patienten von einem Chirurgen behandelt, der sich von seinen Vorstellungen beeindruckt zeigte, und auf seine Wünsche einging.

Hier wurde Almut im Beisein Dr. Hamers und meiner ältesten Tochter im Oktober 1989 erfolgreich operiert, d. h. es wurde eine komplett abgekapselte Zyste, die von einem derben Mantel umgeben war mit dem »Hamer-Skalpell« herausoperiert. Noch am Tag vorher diagnostizierte der Internist: »Der ganze Bauch ist voller Metastasen. Nichts mehr zu machen. Inoperabel«! *Die Operation wurde übrigens bestens dokumentiert und kann, wie ihre Vorgeschichte, in gar keiner Weise geleugnet, verdreht oder als Zufall bezeichnet werden.* Nach der Öffnung des Bauches sprang dem Operateur ein Gebilde wie ein Fußball von 9 Kilogramm entgegen, und der glückliche Chirurg rief aus: »Der Hamer hat recht gehabt!« Nach kurzer Liegezeit von 10 Tagen wurde Almut nach Hause entlassen. Sie erholte sich und fühlte sich wohl, wie auch vorher schon. *Die nach der Ope-*

ration eingeschickte histologische Probe bestätigte schulmedizinisch nochmals, was wir längst wußten: Sehr bösartiger Ovarial-Krebs. Nach der Operation sind nun bereits 3 Jahre vergangen – auch dies ein wichtiges Datum, weil es vielen Berufsskeptikern und Erkenntnisunterdrückern nicht in den Kram paßt.

Erstaunlicherweise waren die Kosten sehr gering. Ich mußte lediglich für den Aufenthalt im Krankenhaus aufkommen und brauchte die hohen Operationskosten überhaupt nicht zu zahlen! Ich kann daher diese Klinik vor allem den vielen ärmeren Patienten nur bestens empfehlen. Auch chinesische Kaiser hatten ihren Ärzten nur die Heilung bezahlt. Eine Methode, die Herrn Minister Dr. Norbert Blüm nur empfohlen werden kann . . . welch eine angenehme Klinik. Da sage mir nur noch einer, es gebe im irdischen Leben nicht schon Anzeichen auf das himmlische Paradies. Doch Spaß beiseite, lieber Leser, und meine Bitte um Entschuldigung für so viel Ironie, denn *trotz des planmäßigen guten Ausgangs der Krankheit meiner Tochter, erwies sich dieser Idealzustand in Wirklichkeit als neue Erkenntnisunterdrückung und Neidkomplex im Hintergrund bleibender medizinischer Intriganten, die nur eines kennen:*

Aufrechterhaltung ihres üblichen Systems, so wie es das Motto auf Seite 14 dieses Buches in der unübertrefflichen Aussage eines Professors der Medizin belegt. Es ist damit nicht nötig, daß ich als Autor mit einem Scheinwerfer anstrahle, was sich ohnehin wie von selbst erweist. Jedenfalls kennen diese Hintergrundagenten nur Erkenntnisaussperrung, auch angesichts einer bei meiner Tochter eindeutig und selbst schulmedizinisch bestätigten, und erneut reich dokumentierten Theorie und ihrer Praxisbedeutung. Denn meiner Tochter ging es nach der Operation und bis zum heutigen Tag besser als je zuvor.

Was aber war nun eigentlich geschehen?

Der hilfreiche Chirurg, der offensichtlich erfolgreich gehandelt hatte, und der Klinik bei weiterer Zusammenarbeit mit Dr. Hamer leicht einen besonders guten Ruf und auch einen materiellen Gewinn durch volle Bettenbelegung eingetragen hätte, wurde zurückgepfiffen. Er wurde vom Vorstand der Klinik angewiesen, daß kein Patient mehr nach der Grundsätzen der Neuen Medizin operiert werden dürfe. Deshalb durften auch keine Patienten von Dr. Hamer mehr aufgenommen werden. Mir wurden für die Behandlung meiner Tochter nur Pflegekosten berechnet, die Operation selbst wurde als nicht stattgefunden behandelt. So wurde die erfolgreiche Operation verwaltungstechnisch ausgelöscht. Denn wenn dafür nicht bezahlt zu werden braucht, dann hat es diese nicht schulmedizinische Operation überhaupt nicht gegeben.

Was sagt der zuständige Landesrechnungshof eigentlich zu solch frommer Gesinnung? Wie wurden die Kosten denn abgedeckt? Es geht augenscheinlich alles, wenn ein fähiger Arzt nur unterdrückt werden kann. Man kann auch jeden Chirurgen unterdrücken, der den richtigen Weg wählen möchte, so wie dieser Chirurg. Trotz allem danke ich ihm als Vater von Almut von Herzen. Das Höchste bleibt allerdings die Freiheit des Forschens und des sittlich begründeten Anwendens, möchte das auch bei uns dem Grundgesetz entsprechend, besonders in diesem Fall endlich durchgesetzt werden! Oder sind wir ein Rechtsstaat nur in Ausnahmefällen?

Durchgesetzt werden muß auch dieses, weil es ebenfalls dem Grundgesetz entspricht: *Daß der Patient nämlich das Recht durchsetzen kann, endlich die ihm als richtig erscheinende Heilmethode selbst zu wählen. Jeder Arzt, der in der Bundesrepublik Deutschland nach Dr. Hamer verfährt, wird unterdrückt. Ebenso schlimm ist es, daß dem Patienten damit das Recht zur Wahl der ihm als richtig erschei-*

nenden Behandlungsmethode bestritten wird. Wie lange noch? Wer führt die Statistik der Krebstoten? Wer hat endlich den Mut zum offenen Bekenntnis, daß diese Zahl heute schon das schrecklichste Ergebnis einer Erkenntnisunterdrückung ist?

XI. Folgen einer »tödlichen Leukämie«

1989 erkrankte die Frau des steirischen Bürgermeisters Hermann Wallner und erfuhr in einer Klinik die niederschmetternde Diagnose, sie sei todkrank und litte an Leukämie. Sie gab sich dennoch nicht auf und suchte nach einem Ausweg. Zufällig stieß sie auf ein Buch Dr. Hamers, folgte ihm und achtete darauf, daß sich ihr Selbstwertkonflikt löste. Einige Monate später mußte sie als geheilt bezeichnet werden. Dieser Zustand hielt bis heute an, sie erfreut sich bester Gesundheit. Im August 1990 kam Dr. Hamer zufällig nach Burgau (Oststeiermark, 1000 Einwohner). Ihm gefiel das Schloß aus dem 12. Jahrhundert. Er klopfte bei Bürgermeister Wallner an, es öffnete ihm Frau Wallner. »Sie sind Herr Dr. Hamer«, fragte sie ganz erstaunt, »dann haben sie mir das Leben gerettet«. Dr. Hamer: »Oh, sehr angenehm, aber ich weiß nicht, wie ist das nur geschehen?« Sie erzählte ihm von ihrer Erkrankung und wie sie sich mit Hilfe des Buches geheilt habe. Das Schloß wurde schließlich gemietet und ist heute Sitz des Zentrums für Neue Medizin.

Im März 1990 hatte Dr. Hamer in einem vollen Hörsaal der Universität Graz einen Vortrag gehalten und wollte am 19. Oktober 1990 erneut sprechen. Alles war bereits mit den zuständigen Stellen vereinbart worden. Nach einer sehr stürmischen Sitzung der medizinischen Fakultät wurde Rektor Thomas Kenner, ebenfalls Mediziner (Physiologe), zur Verweigerung des Saales gezwungen, da die Konsequenzen aus der Neuen Medizin für die Professoren nicht tragbar seien. Als Dr. Hamer in Begleitung zweier Doktorinnen am 1. Oktober 1990 im Rektorat erschien, wies der Rektor nochmals auf die Saalsperrung hin, nahm aber die Einladung zu einer internationalen Ärztekonferenz in Schloß Burgau an, während der die 4 biologischen Gesetzmäßigkeiten der Neuen Medizin Dr. Hamers erhärtet oder widerlegt werden sollten. Beliebig viele Patienten sollten überprüft werden. Entsprächen sie den besagten Gesetzmäßigkeiten, dann sollte eine Urkunde vom Rektor und den anwesenden Ärzten unterzeichnet werden. Am 4. Oktober 1990 ließ Rektor Kenner den Bürgermeister von Burgau wissen, er dürfe nicht an der Konferenz teilnehmen, die medizinische Fakultät habe es ihm untersagt. Dr. Hamer wurde gebeten, seine Unterlagen zu senden, die Fakultät werde sich wohl irgendwann äußern.

Das aber war der übliche Holzweg, der zu gar nichts führen konnte. Solche »Unterlagen« werden zwar studiert (und unter Umständen heimlich befolgt und gestohlen) ansonsten aber behandelt, als seien sie überhaupt nicht vorhanden.

Um die Verhinderung einer öffentlichen Überprüfung seiner Lehre durch die Grazer Universitätsmediziner zu kontern, plante Dr. Hamer den schon erwähnten internationalen Ärztekongreß auf Schloß Burgau für den 6. Dezember 1990, »damit alle genügend Zeit zur Vorbereitung haben ». Gleichzeitig wurde der Dekan der medizinischen Fakultät eingeladen. Dieser Kongreß bedeutete einen durchschlagenden Erfolg. Es wurden Patienten vorgestellt, die selbst den wahren Krebsgang der Medizin bei Ihren Leiden und schließlich ihre Heilung durch die Neue Medizin schilderten. Das ganze wurde mit einer Fernsehkamera aufgenommen: Eine sehr wichtige Dokumentation, da sie zur Ausbreitung der Wahrheit beitragen wird und nicht einfach beiseite gedrückt werden kann. Natürlich war der Rektor nicht erschienen, dafür aber in- und ausländische Ärzte mit ihren Patienten. In seiner Absage hatte der Rektor besonders betont, die Medizinische Fakultät wolle mit der Neuen Medizin nichts zu tun haben. Dummheit und Stolz wachsen eben auf einem Holz.

Der Erfolg sprach sich herum und so kam es in der lokalen Presse zu einem Federkrieg. Dr. Hamer selbst nahm in sehr zurückhaltender Form zu einem Leserbrief des Rektors Stellung. Dieser enthielt das Schlußwort zu dieser Diskussion, was ihn natürlicherweise begünstigte. Bereits die Überschrift: »Empfehle, Kontakte mit Dr. Hamer zu vermeiden«, mit welcher der Rektor die Öffentlichkeit ermutigte, bewies, wohin der Rektor einer Universität gekommen war. Diese Universität Graz z. B. hatte, als keine reichsdeutsche Universität die Courage dazu aufbrachte, den damals zeitgenössisch umstrittensten deutschen Gelehrten berufen, Prof. Dr. Alfred Wegener (1880- 1930), den Urheber der Theorie der Kontinentalverschiebung. Wegener wurde damals oft genug bewitzelt und bespöttelt, weil er ausgerechnet das nicht unterstellt hatte, was alle, Lieschen Müller wie Gelehrte, vorausgesetzt hatten, daß nämlich die Erde mit ihren Kontinenten starr festliege, sich höchstens senken und heben könne. Wegener behielt schließlich recht, obgleich er bis zu seinem Tod im Vergleich zu Dr. med. Ryke Geerd Hamer wenig empirisch Erweisbares anführen konnte.

Demgegenüber schloß die medizinische Fakultät der gleichen Universität Graz einfach die Augen vor Dr. Hamers empirischen Beweisen. Sie will weder den Heilerfolg dieses Arztes sehen, noch die erfolgreich geheilten Patienten. Sie will nicht mit ihm reden, ja, sollte man es glauben, sie wollte nicht einmal das Angebot einer Patientenvorführung ihrer eigenen Patienten vor ihren 150 Professoren annehmen. Einer gegen 150, mein Gott, arme Grazer Universität, wohin ist deine medizinische Fakultät gekommen. Gab es denn nicht wenigsten eine kleine Gruppe, die zur akademischen Diskussionsverpflichtung bereit war? Was sagen die Parlamente, was sagen die anderen Fakultäten, was sagen die zuständigen Ministerien, was sagen die Medien dazu? Schließlich verfügt Dr. Hamer doch über empirisch prüfbare, vor allem über naturwissenschaftlich reproduzierbare Beweise. Seine diagnostische Fähigkeit allein übertrifft die bisherigen Ergebnisse herkömmlicher Art um das Mehrfache. Die seltenen und zufälligen Heilerfolge kann die traditionelle, heute noch unnötigerweise die Szene berherrschende Medizin sich nur zu Unrecht zuschreiben, da sie samt und sonders dem Hamerschen System folgen und nur mit ihm wissenschaftlich exakt erklärt werden können. Es sind ausschließlich Selbstheilungen besonders Widerstandskräftiger, optimistisch gestimmter Patienten, die aufgrund einer günstigen Situation dem Tod und der Schulmedizin von der Sense sprangen.

Rektor Kenner leistete sich als Leserbriefschreiber einen stilistischen und akademischen Offenbarungseid: Schon die Überschrift zeugt von Erkenntnisaussperrung, obwohl bei der österreichischen medizinischen Promotion einmal die Verpflichtung übernommen wurde, neue Erkenntnisse nicht zu unterdrücken. Die erwähnten Ärztinnen, die Dr. Hamer begleiteten, wiesen ihn eigens auf diese Verpflichtung hin, und er hatte sie bejaht.

Im übrigen steckt sein Brief voller Fehlleistungen, so wenn er unterstellt, Dr. med. Hamer habe ja nicht in wissenschaftlichen Zeitschriften publiziert. Wissenschaftsgeschichtlich steht bis heute fest, daß solche Organe Machtinstrumente entweder eines einzelnen oder einer Gruppe sind, die alles ihnen nicht Passende unterdrücken können. Es gibt keine freie wissenschaftliche Presse. Ich selbst beobachtete z. B. schon als Student, wie der hochbegabte Geograph Gottfried Lange (1916-1985), der befähigtste Schüler meines verehrten Lehrers Heinrich Schmitthenner (1887-1957), in dessen Marburger Zeit, in Tage- und Nachtarbeit auch ohne den damals noch unbekannten Computer aus meteorologischen Meßwerten Konsequenzen zog, die einen hochangesehenen, weltbekannten Geographen widerlegten. Er sandte das Manuskript an »Petermanns Geographische Mitteilungen«. Was tat die Redaktion? Sie legte den wichtigen Aufsatz dem angegriffenen Gelehrten zur Beurteilung vor. Er wurde nie veröffentlicht, wobei mitgespielt hat, wie mir Gottfried Lange selbst sagte, daß man nicht verstand, wie die Resultate erzielt werden konnten. Darüber hätte mit dem Autor gesprochen werden müssen, der keine Mühe gescheut hatte und mit großem Zeitaufwand ans Ziel gekommen war. Wer hatte ihn nicht publiziert? Ein Kollege, der uneingeschränkt über ein Organ verfügte. Das Beste sind noch konkurrierende Organe mit verschiedenen Grundhal tungen; da schlüpft schon einmal auch eine graue Maus hindurch, die sich dann unter Umständen als Königstiger entpuppt. In einem anderen Geographischen Institut Deutschlands gab es z. B. während der Weimarer Republik strikte Leseverbote der Arbeiten eines bedeutenden Geographen, und noch im 20. Jahrhundert wurden Bände aus der Bibliothek einer solchen Einrichtung entfernt, weil einer der Mitarbeiter in einer Rezension der Unwissenschaftlichkeit von einem, im übrigen nur occasionalistisch theoretisierenden Geographen beschuldigt worden war. Meinungsunterdrükkungen, die auf einem Consensus, auf der Übereinstimmung einer kleineren oder größeren Gruppe beruhen oder auf dem Machtanspruch eines Diktators oder Tyrannen, dem die dienenden Knechte kein Widerwort sagen, sind üblich. Consensus heißt Übereinstimmung, bedeutet oft aber nichts anderes als Verschwörung; ich sagte es schon. Auch das Wer und Wie eines Angriffes bedarf immer noch solcher Übereinstimmungen, und ich entsinne mich, daß einmal ein Kollege nach dem vorher angekündigten Angriff eines Redners auf einen anwesenden Vertreter der gleichen Disziplin, einen wirklich großen Mann, einem Vertrauten zuflüsterte:

»Der ... hats aber heute gekri*ch*t (sic!)! »Welch eine spießbürgerliche Gesinnung von einem Mann, der einen Ruf erhielt, nachdem der, der ihn auslöste, vernehmlich den Wunsch geäußert hatte, er wolle neben sich keinen gar zu Klugen haben. Damit sage ich nicht, heute werde akademisch nichts geleistet. Nein, nein, nein, auch heute werden immer noch echte und bedeutende Erfolge erzielt, weil viele immer noch gegen den Strom schwimmen und die Quelle erreichen wollen. Je älter unsere Universitäten wurden, um so lieber haben sie Intrigen gesponnen. Nur ein Super-Herkules könnte diesen Augiasstall ausmisten, den jede »Reform« noch vergrößert hat. Das akademische System ist todkrank, und es bleibt zu bewundern, daß es immer noch etwas leistet. Nur das akademische Bonzentum, Organisatoren, Kongreßreisende, Verwalter und Unfähige verbreiten die waghalsige Meinung, heute gebe es keine Intrigen, heute sei sogar »alles« in Ordnung. Dabei können wir von den Zeiten Wilhelm und Alexander v. Humboldts nur träumen, und auch schon damals gab es Macken. Der Segen unserer Universitäten ist, daß sie immer wieder einige weltbekannte Gelehrte und neue Talente hervorbringen, die keiner Intrigen bedürfen, Gelehrte, die der Lehre und Forschung leben und ihren Schülern dienen. Um so durchschnittlicher und unfähiger akademische Ladenhüter sind, um so gefährlicher sind sie für den Erkenntnisfortschritt allein durch die Wahl ihrer Mitarbeiter. Für sie besteht nicht mehr die Pflicht zur Förderung gerade der jungen Gelehrten, die am ehesten dafür bürgen, daß die Leistungen verehrter Lehrer einst übertroffen werden. Sie dagegen wählen akademische Dauerläufer, Buckelkrümmer, Speichellecker und Spucknäpfe – oder sie hemmen den Weg der Begabten, verlangsamen ihre Bahn oder unterdrücken sie wirksam mit ihren Kartellen. Die Dummen waren schon immer mächtiger, weil sie von Natur aus mit ihresgleichen wie Pech und Schwefel zusammenhalten, während die eigentlichen Gelehrten sich allein schon aufgrund ihrer Individualität vereinzeln. Sie gelten als Spinner, als Übereifrige, weil sie sich im gemächlichen akademischen Geleitzug nicht nach dem langsamsten Schiff richten wollen.

Nun zurück zu Rektor Kenner und seinem Leserbrief: Seine Behauptungen, die er als Beweise verkauft, interessieren hier nicht, weil sie ohnehin nicht stimmen.

Mit keinem Wort erwähnt Rektor Kenner, daß er im oben erwähnten Gespräch mit zwei Ärztinnen und Dr. Hamer offen zugab, »die Klinik-Professoren von Graz gingen augenscheinlich schon von der Richtigkeit der Neuen Medizin (Dr. Hamers) aus, denn nur in diesem Fall gäbe es ja die von den Professoren der medizinischen Fakultät so befürchteten Konsequenzen!«

In seinem Leserbrief wies Rektor Kenner darauf hin, er habe sich zu »einer Bewertung unter der Voraussetzung bereiterklärt, *daß die Fachleute unserer Fakultät* und die zuständigen Stellen, (u.a. Landessanitätsrat, Ärztekammer etc.), die sonst für das Gesundheitswesen und die ärztlichen Verantwortungen zuständig sind, teilnehmen.« Das ist insofern lehrreich, weil Rektor Kenner, ein Physiologe, sich selbst nicht für kompetent hält wie die »Fachleute« seiner Fakultät, d. h. die Onkologen. Bei der Beobachtung des Streites um Dr. Hamers System ist mir immer wieder aufgefallen, daß Mediziner, d. h. Spezialisten, offen sagen, sie könnten die Richtigkeit nicht beurteilen, so auch Rektor Kurt Fleischhauer (Universität Bonn), um dann doch anschließend ein System abzulehnen, das viele Mediziner, die eigens die Nichtlektüre Hamerscher Werke eingestehen, ebenso ablehnen, obwohl sie das mithin eigentlich gar nicht könnten, getreu dem spitzen Aphorismus Lichtenbergs, der besagt, wenn man ein Buch nicht gelesen habe, dann sollte man doch wenigstens eine Rezension darüber schreiben.

Gelehrte, die ihre eigenen Widersprüche nicht mehr erkennen, können augenscheinlich kraft ihres Amtes Dinge ohne Prüfung ablehnen. Petri Heil!

Auf keinen Fall stimmt es aber, daß Ärzte oder Professoren der Medizin zugunsten Dr. Hamers unter Druck gesetzt oder zu Unterschriften herbeigeredet worden seien. Das ist wissenschaftliche Greuelpropaganda. Ebenso stimmt es überhaupt nicht, daß man zur Prüfung des Hamerschen Systems Jahre benötige. Natürlich gibt es Gelehrte mit langsamer Denkfunktion.

Rektor Kenner jedenfalls hatte die Landessanitätsdirektion ins Spiel gebracht, und so kam es vor dem neuen Treffen im Schloß Burgau zu einem Gedankenaustausch des Landessanitätsdirektors und Hofrates Dr. med. Rauter mit Dr. med. Hamer. In erfreulicher Sachlichkeit wurde dieses Gespräch geführt, bei dem sich Dr. Rauter davon überzeugte, daß Dr. Hamer tatsächlich die Approbation wegen Nichtabschwörens seiner grundlegenden Erkenntnisse aberkannt worden war. Es schienen sich neue Möglichkeiten in Österreich zu eröffnen: Dr. Rauter wollte zur neuen Tagung schon am 2./3. März 1991 erscheinen, das Fernsehen sollte live übertragen, es sollte, so wurde es in einem Protokoll schriftlich festgelegt, eine Urkunde unterzeichnet werden.

So kurz der Zwischenraum zur neuen Tagung auch war, der Landessanitätsdirektor wurde derart mit »Informationen« bedacht, daß er schon bedenklicher Stimmung, aber immerhin dennoch an der Tagung teilnahm. Kurz vorher hatte das Fernsehen abgesagt, *wie immer schon üblich*. Die Teilnehmer kamen teilweise von weit her. *Es entstanden einem Arzt, der von der akademischen und juristischen Inquisition des 20. Jahrhunderts um seine Approbation gebracht wurde, Kosten, die in die Tausende gingen*. Sie konnten mit Hilfe guter Freunde gedeckt werden. Das alles rührt die monotonen Ableugner wenig, da es längst Teil ihrer Taktik ist. In dieser Beziehung waren sie wenigstens erfolgreich wie viele geistig Arme vor ihnen. Immerhin war wiederum für eine eigene Video-Dokumentation gesorgt worden. *Es gab nichts, was einen Dr. Hamer auch nur im geringsten widerlegen konnte.*

Im Saal saß auch eine meiner Töchter, der ein hinter ihr sitzender Mann regelmäßig an den Stuhl trat, womit er ein hohes Maß innerer Unruhe und Unsicherheit offenbarte. Er trug als einziger einen Mantel, womit er einen nur kurzen Aufenthalt im geheizten Vortragssaal andeutete – oder seine jederzeit mögliche Flucht? Er meldete sich schon während des einleitenden Vortrags von Dr. Hamer zu Wort, wurde aber auf die Möglichkeit der anschließenden Diskussion verwiesen. Es zeigte sich, daß er in Übereinstimmung mit Dr. Rauter handelte. Gegen Ende des Einführungsreferates kam Dr. Hamer auch noch auf die verschiedenen Sorten von Bronchial-Karzinomen zu sprechen. Er erläuterte, daß nach seiner Terminologie, die sich aus den ontogenetischen Gegebenheiten der Embryologie herleitet, gar nicht alles, was als Bronchial-Karzinom bezeichnet wird, überhaupt eines ist, z. B. das sog. kleinzellige Bronchial-Karzinom, das, seiner Erkenntnis nach, ein Restzustand nach der Heilung eines Kiemenbogengangs-Ulcus im Mediastinum (Herzhinterraum) sei und folgerichtig auch keinen aktuellen Hamerschen Herd im Gehirn und keinen aktuellen Konflikt aufweise. Es sei daher auch nicht auf seiner medizinischen Schautafel aufgeführt. Dr. Hamer schien etwas geahnt zu haben: Der Mann in Wartestellung, der sich als Dozent Dr. Kullnick, Neuroradiologe, entpuppte, sprang sofort nach Ende des Eingangsreferates von Dr. Hamer auf und hielt diesem eine Computertomographie des Gehirns vor und fragte, ob er denn in diesem Computertomogramm des Patienten auch den Krebs des Betreffenden erkennen könne. Genau dies beweist Dr. Hamer ständig, und so sah er sich das Gehirn-CT des ihm unbekannten Mannes auf einer Leuchtwand an. Sofort zählte er einige Herde auf, die zum Teil alten Krebsen entsprachen. Daraufhin sprang der fragende Arzt höhnisch auf und schrie: »Nein, alles falsch, der Patient hatte ein Bronchial-Karzinom, und daran ist er auch gestorben. Danke, das reicht mir«. Er packte seine Bilder in Blitzestempo zusammen und wollte sofort aus dem Saal stürmen, hätte Dr. Hamer ihn nicht zum Bleiben genötigt. Nun gibt es bei Dr. Hamer, wie erwähnt und für Laien nochmals wiederholt, eine entwicklungsgeschichtlich begründete Differenzierung der Bronchial-Karzinome, die zu dem Ergebnis kommt, daß die sogenannten kleinzelligen Bronchial-Karzinome gar keine echten Karzinome sind, sondern abgeheilte Kiemenbogengangszysten darstellen. Folgerichtig werden die sogenannten kleinzelligen Bronchialkarzinome auf der großen Diagnose Tabelle, die Dr. Hamer entwickelt hat, auch gar nicht aufgeführt ... Dr. Hamer hatte den bösen Verdacht, daß der ehemalige Kollege genau solch ein Karzinom herausgesucht hatte, um ihn hereinzulegen. Er forderte deshalb ganz entschieden die Herausgabe des histologischen Befundes und bat, das CT noch einmal aufzuhängen. Wieder kam er zu dem Ergebnis, der Patient könne kein Bronchial-Karzinom haben. Mehrfach drängte Dr. Hamer nun den Dozenten: »Sagen sie doch, was der Patient hatte! »Der histologische Befund wurde schließlich erst nach sechsmaliger lautstarker Weigerung widerstrebend vorgelesen. Er lautete: »Kleinzelliges Bronchial-Karzinom«!

Offensichtlich hatte der Dozent damit etwas getan, was ein Akademiker und dazu ein habilitierter Dozent, der zur Wahrheit besonders verpflichtet ist, nicht tun sollte. Die anwesenden Ärzte und die Besucher samt der Patienten waren empört. Der Dozent rannte mit rotem Kopf davon, doch Frau Dr. med. Elisabeth Rozkydal verstellte ihm die Tür, um ihn zur Diskussion zu zwingen. In die Enge getrieben und von Mißfallenskundgebungen der Teilnehmer begleitet, wandte sich Dr. Kullnick an Bürgermeister Wallner und bat um Entlassung. Ein Neuroradiologe mit besonderer Kompetenz in der Beurteilung von Computertomogrammen des Gehirns entfloh einer notwendigen Diskussion, die er allerdings nie gewinnen konnte, nachdem er sie schon verloren hatte. Muß man denn wissenschaftlich jede Diskussion gewinnen? Hätte er mit Anerkennung seines Irrtums nicht mehr für sein künftiges Wirken als Forscher und Dozent erreicht gehabt? So kann nur von ihm gesagt werden: »Er war ein Gesandter, aber kein geschickter«! Dr. Rauter verpaßte infolgedessen seinen an dieser verpatzten Stelle vorbedachten Abgang und mußte zwei Tage aushalten, *und obwohl sämtliche 20 Patientenvorstellungen die Ansicht Dr. Hamers bestätigten, konnte er nicht diskutieren, weil er Bakteriologe sei. Schließlich wollte er noch nicht einmal seine Anwesenheit bestätigen.* In die Enge getrieben, griff er dreimal an seine Kehle, wie die Video-Aufnahme zeigt. Eine vielsagende Geste. Daraufhin sprang ihm ein Nothelfer bei, der dummes Zeug redete, nur um aus der peinlichen Lage herauszukommen. Oh, armes Österreich, auch in deinen Grenzen machen die leeren Flaschen den meisten Lärm. Dr. Rauter sagte, er sei noch nicht ganz überzeugt und tönte später, er habe noch keine Zeit gefunden, sich mit den Hamerschen Vorstellungen zu befassen und sei in dessen Werk erst bis zur Seite 3 gekommen ... Dr. Rauter jedenfalls floh plötzlich entnervt und widerlegt aus dem Saal wie ein Hase. Empörung entstand unter den anwesenden Ärzten und Patienten, und diese Empörung steigerte sich zum Zorn, als die Teilnehmer hinterher von einem Brief der Ärztekammer an alle Amts- und Distriktsärzte erfuhren, der vor der Überprüfungskonferenz (2.3. März 1991) in Burgau abgesandt worden war. *Da sprach sich nämlich der gleiche Landessanitätsdirektor gegen die Überprüfung aus, obwohl er sie doch selbst schriftlich zugesichert hatte und sie schon genehmigt war.* Auch dem Landeshauptmann der Steiermark wurde mit Recht vorgeworfen, sein Überprüfungsauftrag sei nicht wahrgenommen worden und die Art seiner Ausführung sei »schlichtweg eine Blamage für die Landesregierung um nicht zu sagen ein Skandal«. Eine Patientenpetition von ca. 150 anwesenden Personen, die nur eine freie Therapiewahl für den Patienten forderte, also auch auf einer Wahl der Neuen Medizin bestehen wollte, wurde seitens der Landesregierung bis heute nicht beantwortet.

Hofrat Dr. Rauter hatte keinen Fall beanstandet oder nicht gelten lassen. Die biologischen Gesetzmäßigkeiten waren auch für Laien deutlich erkennbar gewesen. Ein Grund zur Flucht bestand wirklich nicht. Es war kein haltbares Gegenargument vorgebracht worden, was dem Unterzeichnen einer Urkunde, die zuletzt nur seine Anwesenheit bestätigen sollte, im Wege gestanden hätte. Nichts gewesen außer Spesen? Oh nein, auch diesmal gab es eine vollständige Video-Dokumentation. Es kann hinterher nicht gelogen werden!

Oh, armes Österreich . . . Und ein Beamter gab die Weisheit der Intriganten preis, man habe nur einen Kanzleitrost gewähren wollen, man habe von Anfang an nie ernstlich eine Überprüfung der Neuen Medizin durchführen wollen . . . Intriganten der Welt, wenn ihr Anregungen braucht, seht auf diesen Fall.

XII. Wie man die akademische Diskussionspflicht juristisch umgehen möchte

Da auch in Österreich Gerichte eingegangene Briefe einem Beklagten zugänglich machen müssen, kam Dr. Hamer hinter eine aufschlußreiche Korrespondenz, aus der sich folgendes ergab:

Herr Prof. E. Ch. Urban, Leiter der Abteilung Hämato/Onkologie der Kinderklinik Graz, wandte sich am 10. Juli 1991 mit der Anrede »Sehr geehrter Herr Präsident, lieber Wolfgang« an den Präsidenten der Landesärztekammer der Steiermark, Herrn Dr. Wolfgang Routil. Dieser antwortete ihm mit der Anrede »Sehr geehrter Herr Universitätsprofessor, lieber Freund« am 25. Juli 1991:

»Wünschenswert wären für ein Einschreiten [gegen Dr. Hamer] eine mehr oder weniger gut belegte Krankengeschichte – etwa wie die gegenständliche – um eine einschlägige Sachverhaltsdarstellung an die Staatsanwaltschaft zwecks weiterer Verfolgung, übermitteln zu können. Notwendig hi*e*zu (sic!) wären, wie gesagt, Krankengeschichten, Befunde, Verlaufsberichte, beurkundete Todesursachen sowie stich- und hiebfeste Zeugen.« Solches werde schon benötigt, denn Dr. Hamer sei »in konkreto rechtlich schwer zu fassen.« »Bei uns in der Ärztekammer« sei Herr Obermedizinalrat Dr. H. Hammer mit der Bearbeitung »der Kausa« (sic!) Neue Medizin befaßt.

Am 7. Oktober 1991 teilte der in diesem Buch schon mehrfach genannte geschworene Nicht-Kenner des Hamerschen Systems, der Physiologe Prof. Dr. Thomas Kenner, seinem Gesundheitsministerium ein »Memorandum betreffend Dr. Hamer« mit: Vor etwa einem Jahr habe er sich »intensiv mit dem Problem« auseinandergesetzt. Was er darunter versteht, wissen weder Götter noch Menschen, da er sich nie als zuständig bezeichnete. Er unterstellte Dr. Hamer Patientenbehandlungen und warf seinem Ministerium Tatenlosigkeit vor.

Am 20. September schrieb Dr. Routil seinem Duzfreund, Herrn Landeshauptmann Dr. Josef Krainer über eine Krankengeschichte, »welchen Akt ich aus Gründen der ärztlichen Schweigepflicht mit besonderer Diskretion« zu behandeln bitte. Anrede des Duzfreundes: »Sehr geehrter Herr Landeshauptmann«.

Am 4. November 1991 vervollständigte Herr Landessanitätsrat Hofrat Dr. Rauter die Treibjagd und bejammerte den Mangel an exakten Argumenten; so sei eine Anzeige bei der Staatsanwaltschaft gegen Dr. Hamer »derzeit nicht gut möglich«. Immerhin sandte Dr. Routil am 21. November 1991 Dr. Rauter schon einmal eine Krankengeschichte ein. Und trotz unzureichender Argumente erstattete das Bundesministerium für Gesundheit, Sport und Konsumentenschutz am 6. Dezember 1991 Anzeige gegen Dr. Hamer. Man hat zwar wenig vorzubringen, aber man kann es aus lauter Sorge ja mal probieren; irgendwie wird es jedenfalls »nützen«.

Die österreichische Statistik der Krebstoten ist dem Ministerium natürlich bekannt. Wäre nicht längst eine Untersuchung dieser zahlreichen Todesfälle aufgrund des Hamerschen Systems und eine Verurteilung akademischer Boykotteure notwendig? Jede Statistik spräche eindeutig zugunsten Dr. Hamers, selbst unter den derzeit schlechten Bedingungen! Stattdessen läuft man förmlich angeblichen Fehlern hinterher, für die man direkt oder indirekt selbst die Verantwortung trägt.

Ein merkwürdiger Klüngel aus Glasperlenspielern, Duzfreunden, die sich mit allen Titeln anreden, ein subakademischer Klüngel, der jede Diskussion fürchtet, das System Dr. Hamers gar nicht kennen will, nur um einen Arzt, den man nicht widerlegen kann, irgendwie juristisch zu torpedieren, und sei es, daß man ihn nur finanziell damit ausblutet. Dieser Klüngel rottet sich zusammen, um einen, den man akademisch mit erlaubten Mitteln nicht widerlegen kann, wenigstens juristisch lahmzulegen.

Welch ein Aufwand an Sekretärinnen, an sinnlosen Aktenzeichen, an Sachbearbeitern, an Papier, an Zeit, an Geld des armen Steuerzahlers bei Leuten, die nicht einmal im akademischen Rahmen diskutieren wollen, weil sie die Wende in der Krebsforschung fürchten wie Dr. Martin Luther den Teufel. Menschen, die über eine Neue Medizin nicht nachdenken und nachlesen wollen, nehmen sich Unmengen Zeit zur Verhinderung eines Systems, das nachweislich vielen die Rettung brachte und noch viele mehr retten könnte.

Auch die Duzfreunde werden scheitern.

Wie sie denken?

Könnt ihr ihn nicht widerlegen,
So sperrt ihn in ein Irrenhaus,
Und notfalls finden sich »Kollegen«,
Die helfen uns juristisch aus!

XIII. Der letzte Stand: Die Perfektion der Erkenntnisunterdrückung. Das Beispiel der kleinen Katharina Scharpf

Im September bis November 1991 berichteten die Medien breit über ein kleines Mädchen, das an Leukämie erkrankt war: Die dreijährige Katharina, Tochter des Elektromeisters Alban Scharpf und seiner Ehefrau Hildegard aus dem Allgäu, wurde damals gegen den Willen ihrer Eltern per Gerichtsbeschluß zur Chemotherapie gezwungen. Den Antrag hatte die Ulmer Universitätskinderklinik gestellt. Im Klartext: Den Eltern wurde am 19.9.1991 vom Amtsgericht Memmingen und im Revisionsurteil vom 30.9.1991 vom Landgericht Stuttgart das elterliche Sorgerecht entzogen und ebenso das Recht der Bestimmung des Aufenthaltsortes ihrer Tochter Katharina. Obwohl es nicht das erste Mal war, daß dergleichen geschah, so war der Fall doch sehr ungewöhnlich. Noch viel ungewöhnlicher aber war das, was sich in der Folge abspielte.

Die Eltern hatten sich im Juni 1991 beim Verlag Amici di Dirk das Buch »Vermächtnis einer Neuen Medizin« besorgt. Aufgrund dieses Buches argumentierten sie klar und schlüssig, Chemotheraphie sei unsinnig und nicht zu verantworten. Zur Verteidigung ihres Rechtes baten die Eltern den Kölner Anwalt Dr. Meinecke um Hilfe, nachdem auch ihre Revision zurückgewiesen worden war und sie ihre Tochter gegen ihren Willen und den Willen des Kindes (»Papa, die Männer in den weißen Kitteln wollen mir weh tun«) zur weiteren quälenden Chemotherapie in die Tübinger Universitätsklinik bringen mußten. Inzwischen hatten die Eltern

Herrn Dr. Hamer um wissenschaftlichen Beistand und Argumentationshilfe gegen die Ulmer und Tübinger Professoren ersucht. Es fanden mehrere Telefonate zwischen dem zuständigen Richter Dr. Göppner und Herrn Dr. Hamer statt. Dieser erklärte dem Richter, er (der Richter) sei von den Ulmer und Tübinger Professoren hereingelegt worden. Der Richter fragte: »Wie kann ich mich davon überzeugen, daß es stimmt, was Sie sagen?« Dr. Hamer: »Auf denkbar einfachste Art und Weise: Sie brauchen nur die Ulmer und Tübinger Professoren vorzuladen, dann werden Sie folgendes erleben: So lange Sie noch nicht mitteilen, daß Dr. Hamer kommen wird, werden die Professoren gerne ihr Erscheinen zusagen. In dem Augenblick aber, wo Sie verlauten lassen, daß auch Dr. Hamer erscheint, werden sie panikartig absagen.«

Der Richter verfuhr in diesem Sinn und siehe da, alles verlief so, wie von Dr. Hamer vorhergesehen. Erst sagten die Professoren gerne und leicht zu, weil sie glaubten, als Mediziner gegen Anwalt und Eltern des Kindes einen guten Stand zu haben ... *In dem Augenblick, wo aber der Richter sagte, daß Dr. Hamer auch zu dem Gerichtstermin kommen werde, waren die Professoren sofort nicht mehr bereit zu erscheinen.* Der Richter hob dann nach der Lektüre des Buches »Vermächtnis einer neuen Medizin« und dem Anhören der Tonkassette »Krebs und krebsähnliche Erkrankungen« die Entscheidung wieder auf.

Inzwischen hatten sich aber allerhöchste Kreise in diesen Fall eingeschaltet, der in der ganzen Republik hohe Wellen schlug. Und sofort ereigneten sich seltsame und völlig ungewöhnlichen Dinge.

1. Von den erstaunlich vielen Journalisten, Rundfunk- und Fernsehteams, die sich bei Scharpfs die Klinke in die Hand gaben, durfte niemand Dr. Hamer oder seine neue Medizin erwähnen. Dabei hatte Frau Scharpf jedem den

Brief Dr. Hamers an den Richter vom 29. 10. 91 kopiert und mitgegeben. *Sie hatte auch klar gesagt, daß es die Neue Medizin sei, auf deren Basis ihr Mann und sie ihre Entscheidung getroffen habe.* Umso ungewöhnlicher war es dann, daß in sämtlichen Medien nur von Alternativmedizin gefaselt wurde, obwohl diese doch mit der »Neuen Medizin« nichts zu tun hat. Niemals durfte das Buch »Vermächtnis einer neuen Medizin« erwähnt werden, obwohl es doch erklärtermaßen die argumentative Grundlage der Eltern war.

2. Plötzlich handelte eine unbekannte reiche Person, die Geld gab, damit der Vater des Kindes nach Amerika fliegen könne, um vorzugeben, das Kind werde in der Mayo-Klinik behandelt. Die Eltern nahmen zwar in ihrer Not das Angebot an, nichtsahnend daß es nur vermittelt worden war, um die Neue Medizin aus dem Spiel zu halten und den Eindruck zu erwecken, als hätten die Eltern nur mit einem faulen Trick die Professoren ausgeschaltet, nicht aber mit Argumenten. Dabei basierte die Entscheidung des Richters Dr. Göppner eindeutig auf der Feststellung, die Eltern hätten sehr wohl und gewissenhaft die beste Entscheidung für ihr Kind getroffen. Mehr könne man von Eltern nicht verlangen. Den Sachverhalt im Detail belegt vor allem ein Brief von Frau Hildegard Scharpf an Dr. Hamer vom 20. Dezember 1991: »Sehr geehrter Herr Dr. Hamer, [. . .] Katharina geht es ganz ordentlich. Ihre Blutwerte sind gleichbleibend gut, was ja bei Katharinas angeblicher ‹Leukämie‘, die bereits ausgeheilt ist, (alle Konflikte gelöst und aufgearbeitet) für uns und wahrscheinlich auch für Sie nichts Besonderes oder gar verwunderlich ist. Nur ihre Nerven haben sich von der zwangsweisen Tübinger ›Behandlung‹ noch nicht ganz erholt. Aber wir sind zufrieden.

An dieser Stelle möchten wir Ihnen noch ganz herzlich danken, daß Sie in unserer Angelegenheit diesen mutigen

Brief an den Richter geschrieben haben. So hat dieser saubere Herr auch kapieren müssen, daß es außer dieser todbringenden Chemotherapie der Schulmedizin auch noch die Neue Medizin von Hamer gibt. In der Hoffnung, diese, Ihre Methode würde jetzt vielleicht etwas mehr Beachtung finden, haben wir vielen Zeitungs, Radio- und Fernsehreportern Kopien von Ihrem Schreiben an das Gericht und von der Eisernen Regel des Krebs mitgegeben. *Leider haben wir in keiner Zeitung oder im Fernsehen etwas darüber gelesen, gesehen oder gehört.*

So werden weiterhin noch viele Menschen, vor allem Kinder, der Geld- und Behandlungsgier unserer allmächtigen Onkologen zum Opfer fallen. Es ist schlimm, das alles zu wissen und doch nicht helfen zu können. Aber das brauchen wir Ihnen wohl nicht zu sagen. In der Hoffnung, daß die Ära der Krebsmafia bald zu Ende geht, wünschen wir Ihnen . . .«

Ein weiteres merkwürdiges Verhalten der Medien muß zu denken geben:

Am 13. November 1991 fand nach mehr als 13 Jahren schließlich ein Scheinprozeß gegen den Prinzen von Savoyen statt, der nach eigenem, schriftlichem Geständnis für den Tod Dirk Hamers verantwortlich war. Bei diesem Prozeß wurde die Justiz buchstäblich ad absurdum geführt. Kann man überhaupt noch von einem Prozeß sprechen? Trotz seines schriftlichen Geständnisses wurde der Prinz freigesprochen. Das Sonderbare in diesem Fall war wiederum, daß in den Zeitungs-, Rundfunk- und Fernsehberichten vor und nach dem Prozeß niemals der Begriff »Neue Medizin« verwendet werden durfte. Und genau wie im Falle Scharpf bekam zwar die Gegenseite die Möglichkeit zur live-Stellungnahme, nie aber Dr. Hamer. Aus diesen beiden Geschehnissen kann jeder Wissenschaftler erschließen, daß diese begriffliche Erkenntnisaussperrung nicht nur etwa das

Werk einiger hilfloser Professoren war. Nein, nein, es wurde ein von oben verordneter, perfekter Akt der Erkenntnisunterdrückung offensichtlich, und es bleibt der Kadavergehorsam der Medien anstelle ihres pflichtschuldigen demokratischen Ungehorsams und ihre Bemühung um die Darstellung der doch sehr einfachen und offensichtlichen Wahrheit ein demokratisches Manko der bedenklichsten Art. Wo ist der Richter, wo ist der Staatsanwalt, der diese Eiterbeule öffnete? Schweigen im Walde? Nein, nur das deutlich vernehmbare Klappen der Absätze als unverkennbares Gehorsamssymbol von Verrätern der Pressefreiheit.

Was hilft gegen Dr. Hamer? Offensichtlich nur Lüge und Verdrehung, Verschweigen und ständig wiederholte Versuche einer Zwangspsychiatrisierung wie in der alten Sowjetunion.

Auf welch schwachen Füßen die zahllosen schulmedizinischen Krebstheorien stehen, erweist auch ein »grausames Experiment«, nämlich eine regelrechte Wette zwischen Prof. Dr. Volker Becker und dem Internisten Dr. med. Ryke Geerd Hamer. Worum ging es dabei?

Der Leser erinnert sich gewiß noch des Schicksals eines Patienten, den Dr. Hamer aus dem Sterbezimmer einer Klinik gerettet hatte, wo man ihn, wie üblich, langsam mit Morphiumgaben »einschläfern« wollte. Herr Becker meinte zu einem bestimmten Zeitpunkt, dieser Patient werde in zwei Tagen sterben. Dr. Hamer setzte getrost dagegen: Der Patient lebt denn auch heute noch, begleitet von den grollenden Unkenrufen der Schulmedizin, die ihn am liebsten sterben sähe, um nur recht zu behalten. Schulmedizinisch sehr hilfreich sind dabei auch Zweifel, die »liebevoll« in der Umgebung des Patienten gesät werden. Doch der Patient hat, wie schon gesagt, die Zweitagemarke des Propheten Prof. Becker längst überschritten, nur der verehrte Lehrstuhlinhaber will dennoch die bereits verlorene Wette nicht verloren geben, obgleich er sie, weiß Gott, offensichtlich eindeutig verloren hat. Sein Briefwechsel mit Dr. Hamer offenbart interessante Windungen eines dogmatischen Gehirns und wird dereinst noch die Nachwelt erheitern. Am liebsten würde auch der Autor dieses Buches diesem Herren einmal schreiben, um ihn zum längst fälligen Eingeständnis einer verlorenen Wette zu bewegen. Doch als Wissenschaftshistoriker weiß er nur zu gut, wie sinnlos ein solcher Briefwechsel wäre. Schließlich hat Prof. Becker nicht nur eine Wette verloren, sondern längst das System schulmedizinischer Krebsbekämpfung seinen Sinn. Es ist ein System, das sich längst selbst widerlegt hat, weil es mit Unsummen immer mehr Patienten ins Jenseits verfrachtet, ohne die Zahl der Krebstoten verringern zu können. Das genügt. Wer nur Symptome, aber nicht die Ursachen bekämpfen kann, weil er sie gar nicht kennt, soll endlich gehen. Sterben sollte endlich die untaugliche Krebsbekämpfung heutiger offizieller Medizin, leben aber sollte der Krebspatient. Wird ihm seine Überlebenschance nach dem System Dr. Hamers bewußt, ist es aus mit allen, die trotz ihres Nichtwissens und ihrer beispiellosen Erkenntnisunterdrückung gut an sinnlosen Operationen und dem Tod ihrer Patienten verdienen. Die Patienten werden klüger sein, als die, die sie nicht heilen können. Sie werden in Scharen weglaufen, weil sie wissen werden, wie ihnen geholfen werden kann.

XIV. Der Aufstand der geheilten Patienten

Wer den kurzen Auszug aus dem Eid des Hippokrates und aus der Verpflichtungsformel deutscher Ärzte an der Spitze dieses Buches (S. 11) gelesen hat, mag nun fragen, wo denn der Fortschritt der heutigen Medizin nach dieser offenbar gewordenen Erkenntnisunterdrückung eigentlich liege? Die Mehrzahl der Ärzte unterliegt dem Einfluß der Macht völlig anderer und ebenso ungeahnt wirksamer Erscheinungen, die außerwissenschaftlich genannt werden müssen. Die größte Macht ist das Fernsehen. Die Wirtschaft kommt höchstens an zweiter Stelle. Wenn es nicht in seine Grenzen verwiesen wird, dürfte auf die Dauer auch die Arbeit der Parteien sinnlos wer den, der Parteien, welche die Demokratie auch ethisch tragen müssen. Die Kommentare gewisser meinungsbildender Besserwisser, die ihren Teleprompter gut ablesen können, gewisser bewußt meinungserzeugender Sprecher sind einflußreicher als der Bundeskanzler, dem man sich ohnehin weit überlegen glaubt.

Wenn man erlebt, wie Ärzte, die sich auf die Seite Dr. Hamers stellten, mühelos manipuliert wurden durch Drohung mit dem Entzug der Approbation, und wenn man sieht, wie sie, etwa in Frankreich, gehorsam kriechen, obwohl sie vorher ganz anders dachten, kann einem angst und bange werden. Dabei denken sie in Wirklichkeit ganz anders. *Immerhin gibt es bereits eine wachsende Zahl von Ärzten, die sich zu behaupten wissen. Zu ihnen werden in jedem günstigen Augenblick, die wieder überlaufen, die inquisitorisch zur Umkehr gezwungen wurden, als wenn Ärztekammern über wissenschaftliche Erkenntnisse entscheiden könnten.*

In dieser Situation wird deutlich daß es nicht der Arzt

und der Professor der Medizin ist, der diese groteske Erkenntnisunterdrückung aufheben könnte, sondern der erfolgreich behandelte und geheilte Patient, den kein Fernsehpapst, kein Ärztekammerpräsident und kein Professor der Medizin widerlegen kann. Recht hat, wer Krebs mit naturwissenschaftlicher Kompetenz reproduzierbar heilen kann. Recht hat der Patient, der nach diesem naturwissenschaftlich überprüfbaren Verfahren geheilt worden ist. Indem sich die wachsende Zahl dieser geheilten Patienten mit Ärzten und immerhin schon einigen mutigen Pressejournalisten verbindet, wird deutlich, daß auch diese Erkenntnisunterdrückung – so wie jede andere – nicht ewig andauern wird.

Außerdem gibt es bereits Hinweise auf viele, viele Ärzte, die lauthals gegen Dr. Hamer votieren, ihren eigenen Angehörigen aber Stahl und Strahl der üblichen Krebsbekämpfung ersparen und sie nach dem neuen Heilsystem behandeln. Es gibt auch einige scheinbar strikte Gegner, welche das Richtige, eben das System Dr. Hamers kennenlernten, um sich im Falschen der bisherigen Medizin mit Vorteil richtig bewegen zu können! Talleyrand bewundert sie aus dem Jenseits. Vorgänge, die zum Einsturz des Lügengebäudes beitragen werden. Ebenso sind bereits mehrfach separate Zimmer in gewissen Häusern bekannt, wo ungestört nach Dr. Hamers Methode behandelt wird. Wenn sich Mediziner, behandelnde Ärzte, die eigene Erkenntnis der Wahrheit verbieten lassen, ist das ihre Sache und ein Problem auch mangelnder Zivilcourage. Die Patienten allerdings lassen sich die Rückständigkeit üblicher Krebsbekämpfung nicht mehr gefallen: Sie wollen weg von Kobaltbomben, weg von Stahl und Strahl, weg von Dracula-Gesichtern, von Haarausfall, von sinnloser Chemotherapie, von einer Medizin, die einem erprobten Heilsystem nichts, aber auch gar nichts entgegensetzen kann als Diskussionsverweigerung, Diffamierung,

Nichtlesen einer Habilitationsschrift und Wegnahme der Approbation. Denkfortschritte lassen sich damit ohnehin nur bremsen. Möchten die Akteure in einem Rechtsstaat möglichst bald rechtsstaatlich angeklagt werden, ehe die einsetzende Verfälschung und das Auftreten »alter Kämpfer« und »Teilnehmer am Widerstandskampf« die Arena mit ihrem Triumphmarsch erfüllt.

Der Patient muß endlich selbst wählen dürfen. Wird ihm dieses Menschenrecht nicht zugebilligt, werden die Patienten es erzwingen. Wer sich nun einmal für Strahl und Stahl entscheidet, der soll es tun. Wer aber dem neuen Heilsystem folgen will, der sollte es ebenso tun dürfen. Der Kampf gegen Atomkraftwerke ist nicht von Atomphysikern, sondern von »fachfremden« Menschen begonnen und ermöglicht worden. Der Kampf um die Methoden Dr. Hamers wird notfalls von den geheilten Patienten entschieden werden.

Dieses Recht auf Arzt- und Behandlungswahl wird nicht von einer kopflosen Masse. einem Mob oder den üblichen Berufsdemonstranten entschieden werden, sondern von Geheilten, die fast ausnahmslos in die Mühlen einer überholten Medizin geraten waren und intelligenterweise einen Ausweg suchten und fanden.

Es wird wohl auch in diesem Land endlich eine Klinik geben dürfen, anders als in Gyhum oder Katzenelnbogen, die von Polizeigewalt und medizinischer Ausweglosigkeit abgesichert werden kann, in der auch dem erneut approbierten und rehabilitierten Dr. med. Ryke Geerd Hamer ein ruhiges Arbeiten und Forschen möglich ist, und vor allem Schutz vor Fernsehmanagern, die großzügig ihre Kameras über beliebige Gräberreihen von beliebigen Friedhöfen ausschwenken lassen und währenddessen die Parole verkünden: »Der Weg Dr. Hamers ist mit Leichen gepflastert! »Es genügte dagegen die Publikation der Totenzahlen nur einer einzigen Krebsklinik durch einen Fernsehsender im Vergleich mit den jederzeit feststellbaren Zahlen von Gyhum und Katzenelnbogen.

Hat Dr. Hamer eine nach außen abgesicherte Klinik, in die nicht wieder bezahlte Störer eindringen und die Patienten mit Todesankündigungen in die ihnen allerdings lebensgefährliche Panik versetzen können, löste sich das Problem von selbst. Alles Große ist einfach. Und Recht wird nur behalten, wer heilen kann.

Recht haben nicht die, welche nach jahrhundertelanger vergeblicher Forschung immer noch nach neuen Milliarden schreien und noch immer nicht bemerkt haben, daß sie einem Holzweg folgten, sondern der, der heilen und seine Erfolge auch wissenschaftlich erklären kann.

Recht haben auch nicht die, welche immer größere und »bessere« Kliniken mit immer größeren Unkosten bauen. Der äußere Fortschritt bestünde doch im Gegenteil in einer Medizin, die immer weniger solcher Mammutkliniken erforderte. Siegt die Methode Hamer, und sie wird siegen, dann können bald einige Kliniken geschlossen und zu Sinnvollerem verwendet werden, dann kann die Produktion von Kobaltbomben, dann können Institute, die nur Geld verbraucht haben zur Entlastung der Steuerzahler endlich schließen, dann könnte die »Krebshilfe« endlich in eine Kinderhilfe umgewandelt werden – und alle, die bisher gut von der Not gequälter Patienten lebten (siehe S. 14 dieses Buches!), sind schon jetzt begeistert, muß doch gerade für sie die weit einfachere und um so wirksamere Methode das größte Erfolgserlebnis sein.

Und Minister Dr. Norbert Blüm wird weit weniger Sorgen haben, wenn er an die Rentenfinanzierung denkt: Große Summen werden plötzlich frei. Welche Aussichten für neue Erkenntnisse Frau Süßmuts und der »Krebshilfe«, die nie so viel geholfen hat, wie Dr. Hamer einem einzigen Patienten.

Die Bücher Dr. med. Ryke Geerd Hamers und die in Zukunft in steigender Zahl erscheinenden Videokassetten werden diesen Weg erleichtern, und die Fernsehwelt hat dann Gelegenheit, endlich live, ungekürzt, ohne »berichtigende« Kommentare einfach das Vorhandene zu übernehmen und zu senden.

Jetzt ist nur eines nötig: Fester Zusammenschluß überzeugter Ärzte, Journalisten und vor allem der geheilten Patienten. Gemeinsam müssen sie in ihrer stetig wachsenden Masse die Erkenntnisunterdrückung beenden: *Recht hat unbestreitbar der geheilte Patient!*

Anmerkungen

1 Carl Ludwig Schleich: Besonnte Vergangenheit. Lebenserinnerungen (1859-1919). Berlin 1930, S. 249.
2 Siehe Anm. 1
3 Siehe Anm. 1, S. 350.
4 Siehe Anm. 3.
5 Siehe Anm. 1, S. 252 f.
6 Siehe Anm. 1, S. 253 f.
7 Siehe Anmerkung 1, S. 254. – »Der allgemeine Boykott wirkte«. Dieser Passus sei der besonderen Aufmerksamkeit des Rektors der Universität Graz, Herrn Prof. Dr. med. Thomas Kenner, dringend empfohlen, der Dr. med. Ryke Geerd Hamer gegenüber kühn und grundlos voraussetzte, das medizinische Publikationswesen sei so frei, wie es eigentlich sein sollte, aber leider nicht ist, wie natürlich auch Herr Kenner weiß.
8 Siehe Anm. 1, S. 255.
9 Siehe Anm. 7.
10 Siehe Anm. 8.
11 Siehe Anm. 1, S. 251.
12 Siehe Anm. 11.
13 Günther Hamann: Der Galilei Prozeß (12. April – 22.Juni 1633), Wien 1983.
14 Aus Alexander v. Humboldts Festrede zur Eröffnung der Versammlung Deutscher Naturforscher und Ärzte in Berlin am 18. September 1828: »Entschleierung der Wahrheit ist ohne Divergenz der Meinungen nicht denkbar, weil die Wahrheit nicht in ihrem ganzen Umfang auf einmal und von allen zugleich erkannt wird. [. . .] Wer golden die Zeiten nennt, wo Verschiedenheit der Ansichten, oder wie man sich wohl auszudrükken pflegt, der Zwist der Gelehrten geschlichtet sein wird, hat von den Bedürfnissen der Wissenschaft, von ihrem rastlosen Fortschreiten ebensowenig einen klaren Begriff wie derjenige, welcher in träger Selbstzufriedenheit sich rühmt, in der Geognosie [= Geologie], Chemie oder Physiologie seit mehreren Jahrzehnten dieselben Meinungen zu verteidigen«; Max Pfannenstiel (Ed.): Kleines Quellenbuch der Gesellschaft Deutscher Naturforscher und Ärzte. Berlin, Göttingen, Heidelberg 1958, S. 68.
15 Es hat damit auch kein Rezensent die Möglichkeit, diese Schrift auf persönliche, negative Erfahrungen mit meinem engsten Kollegenkreis zu-

rückzuführen, wie das schon 1969 einmal ein Berichterstatter der Ortsausgabe der F.A.Z. wahrheitswidrig versuchte.

16 Hanno Beck: Vertrauensverlust der Demokratie. In: General-Anzeiger (Bonn) v. 28. 10. 1971, S. 14. – Damals schrieb ich u.a.: Bei der Über gabe der 15000 Unterschriften im zuständigen Ministerium von Rheinland-Pfalz wurden die beiden Überbringer mit unbegründeten Wendungen bedacht, und es wurde ihnen gesagt, sie und der WSL könnten machen, was sie wollten, die Atomkraftwerke würden doch gebaut. Ich schrieb damals weiter: »Der Weltbund zum Schutze des Lebens ist ein David, der nicht einmal eine Steinschleuder benutzen will – aber die unerfüllte Demokratie wird in dieser Sache auf die Dauer zur Gewalt führen. Ich kann nur mahnen und warnen, und das tue ich hiermit entschieden. Anonyme Anrufe und Mitteilungen beinhalten bereits Hinweise auf geplante Sprengungen und Gewaltakte. Der Weltbund zum Schutze des Lebens, der den Grundsatz der Ehrfurcht vor dem Leben zu einer seiner wichtigsten Forderungen gemacht hat, distanziert sich hiermit scharf von jeder Gewaltanwendung«.

17 Siehe Anm. 16.

18 Hanno Beck: Kernkraftwerke sind politischer Sprengstoff. In: Rheinischer Merkur 31. Nr. 52, Weihnachten 1976. S. 11; die Lektüre kann allen Scheindemokraten noch heute empfohlen werden.

19 Ryke Geerd Hamer: Das neue Prinzip des atraumatisch schneidenden Hamer-Skalpells. In: Therapiewoche 31 (1981), S. 1449–1460; ein Skalpell mit umlaufender Schneidekette; Herrn Rektor Dr. med. Thomas Kenner dringend zur Lektüre empfohlen. Dr. med. Ryke Geerd Hamer hat damit längst und mit beträchtlichem Erfolg am Erkenntnisfortschritt der Schulmedizin theoretisch und praktisch mitgewirkt. – W. Mayer u. R.G. Hamer: Über die beiden ersten humanmedizinischen Operationen der Welt mit der neuen Hamer-Knochensäge. In: Krankenhausarzt 54 (1981), S. 170–172; damit hatte Dr. med. Hamer der Schulmedizin neue Wege gewiesen. Auch der Chirurgenkongreß hatte seinen Vortrag begrüßt. Um so krasser und für junge Forscher enttäuschender ist die absolute Erkenntnisunterdrückung seines in gar keiner Weise widerlegten Krebs-Systems. Anonyme Gutachter haben mit seiner Widerlegung offensichtlich wenig Schwierigkeiten. Die absolute Diskussionsverweigerung angesehener Gelehrter, die vor ihren Studenten augenscheinlich leichte Scheinsiege erringen, verrät die große innere und äußere Schwäche einer sich nur noch mit Erkenntnisunterdrükkung behauptenden »Brahmanen-Kaste«.

Personenregister

A = Anmerkung

Bücher von Prof. Dr. Hanno Beck

1. MORITZ WEGNER IN DER GESCHICHTE DER GEOGRAPHIE.
   Diss. Marburg/L. 1951, 369 S., 3 Abb. – vergriffen

2. ESCHWEGE: Heimat und Welt.
   (A. Rossbach) Eschwege 1956, 72 S. – vergriffen

3. GESPRÄCHE ALEXANDER VON HUMBOLDTS.
   (Akademie-Verlag) Berlin 1959, XXXIII u. 492 S., 1 Abb. – vergriffen

4. ALEXANDER VON HUMBOLDT.
   Bd. I: Von der Bildungsreise zur Forschungsreise 1769–1804. (Franz Steiner) Wiesbaden 1959, XVI u. 303 S. – vergriffen
   Bd. II: Vom Reisewerk zum »Kosmos« 1805-1859. (Franz Steiner) Wiesbaden 1961, XII u. 439 S., 28 Tafeln, 4 Abb., 6 Karten. – vergriffen
   Spanische Übersetzung: Alexander von Humboldt. (Fondo de Cultura) Mexiko 1971, 493 S. – vergriffen

5. GEOGRAPHIA CRITICA.
   (Selbstverlag) Bonn 1962 ff. – vergriffen

6. ALEXANDER VON HUMBOLDT UND MEXIKO.
   Beiträge zu einem geographischen Erlebnis. (Inter Nationes) Bad Godesberg 1966, 60 S., 8 Abb., 6 Karten.
   Gleichzeitige spanische Übersetzung:
   Alejandro von Humboldt y Mexiko. Aportaciones a una visión geográfica: wie oben;
   spanisch auch in Luxusausgabe in Leinen und Schuber;
   in allen Ausgaben mit Vorwort von Bundespräsident Dr. h.c. Heinrich Lübke. – vergriffen

7. GERMANIA IN PACIFICO.
   Der deutsche Anteil an der Erschließung des Pazifischen Beckens. (Franz Steiner) Mainz u. Wiesbaden 1970, 95 S., 2 Abb. Akademie d. Wiss. u. d. Lit., Mathem. Naturwiss. Klasse, Jg. 1970. – vergriffen

8. ALBERT GÖTTING – DER MALER UND GRAPHIKER.
Ausschnitt aus seinem Werk. (A. Götting) Eschwege 1971, 62 S., 28 Abb.

9. Adolf Meyer-Abich u. Hanno Beck:
ALEXANDER VON HUMBOLDTS GROSSES AMERIKANISCHES REISEWERK.
Eine bibliographische Einleitung. (Da Capo Press Inc. u. Theatrum Orbis Terrarum Ltd.) New York u. Amsterdam 1971, 22 S. in Groß-Qart: 24,5 x 34,3. vergriffen

10. GROSSE REISENDE.
Entdecker und Erforscher unserer Welt. (Georg D. W. Callwey) München 1971, 436 S., 71 Abb., 10 Karten – vergriffen

11. GEOGRAPHIE.
Europäische Entwicklung in Texten und Erläuterungen. (Karl Albers) Freiburg i. Br. u. München 1973, 510 S. – Orbis Academicus; nur noch wenige Exemplare.

12. HERMANN LAUTENSACH – FÜHRENDER GEOGRAPH IN ZWEI EPOCHEN.
Ein weg zur Länderkunde. (Verlag des Geographischen Instituts) Stuttgart 1974, 45 S., 2 Abb. (Stuttgarter Geographische Studien, Bd. 87). – vergriffen

13. ESCHWEGER PROFILE.
Eschweger Bürger unserer Zeit. (Dr. Peter Kluthe Verlag) Eschwege 1974, 132 S. – vergriffen

14. CARL RITTER – GENIUS DER GEOGRAPHIE.
(Dietrich Reimer Verlag) Berlin 1979, 132 S., 17 Abb.; auch leicht gekürzte deutsche Ausgabe sowie englische, französische u. spanische Übersetzung.

15. GROSSE GEOGRAPHEN.
Pioniere – Außenseiter – Gelehrte. (Dietrich Reimer Verlag) Berlin 1982, 294 S., 59 Abb. –; noch wenige Exemplare

16. ALEXANDER VON HUMBOLDTS REISE DURCHS BALTIKUM NACH RUSSLAND UND SIBIRIEN 1829

(Edition Erdmann in K. Thienemanns Verlag) Stuttgart 1983, 275 S., 36 Abb. u. 3 Karten; 5. Auflage 1991, darunter Lizenzausgabe für die Europäische Bildungsgemeinschaft, Bertelsmann Buchclub, Deutsche Buchgemeinschaft u. a. 1985.

17. ALEXANDER VON HUMBOLDTS AMERIKANISCHE REISE. (Edition Erdmann in K. Thienemanns Verlag) Stuttgart 1985, 368 S., 44 Abb., 2. Aufl. 1988; niederl. Übersetzung Baarn 1989

18. INTERVIEW MIT HANNO BECK. Gesprächspartner: André Kilchchenmann (Karlsruhe 1985), 30 S. = Karlsruher Manuskripte zur Wirtschafts- und Sozialgeographie, Heft 68; mit Videokassette im Rahmen des Unternehmens »Oral History«.

19. Hanno Beck u. Wolfgang-Hagen Hein: HUMBOLDTS NATURGEMÄLDE DER TROPENLÄNDER UND GOETHES IDEALE LANDSCHAFT. Zur ersten Darstellung der Ideen zu einer Geographie der Pflanzen. (Brockhaus/Antiquarium) Stuttgart 1989, 63 S., 5 Abb. u. 5 Kunstdrucktafeln in natürlicher Größe.

Herausgeber der Schriftenreihen:
Quellen und Forschungen zur Geschichte der Geographie und der Reisen (Brockhaus/Antiquarium) Stuttgart 1964 ff.

Alexander von Humboldt.
Studienausgabe in sieben Bänden (Wissenschaftliche Buchgesellschaft) Darmstadt 1987 ff.

Kleine Geographische Schriften (Dietrich Reimer Berlin) 1980 ff.

Herausgeber des Neudrucks des amerikanischen Reisewerkes A. v. Humboldts in 30 Bänden (Verlag Nico Israel u. Dacapo Press) Amsterdam u. New York (1970-73).

Gesamtverzeichnis der Publikationen bis 1983 in: COSMOGRAPHIA SPIRITUALIS. Festschrift für Hanno Beck (Hafiz) Bonn 1983, S. 129–191.

Die wichtigstens Veröffentlichungen von Dr. med. Ryke Geerd Hamer

1. Das neue Prinzip des atraumatisch schneidenden Hamer-Skalpells. In: Therapiewoche 31 (1981), S. 1449–1460.

2. Über die beiden ersten humanmedizinischen Operationen der Welt mit der neuen Hamer-Knochensäge. In: Krankenhausarzt 54 (1981), S. 170–172.

3. Das Hamer-Syndrom, benannt nach Dirk Geerd Hamer und die Eiserne Regel des Krebs. Habilitationsschrift, Tübingen 1981, 296 S.

4. Praktische psychosomatische Therapie des Krebs nach dem System der EISERNEN REGEL DES KREBS. In: HP-Journal, Fachzeitschrift für Naturheilkunde 6/83 (1983), S. 9–16 u. 57–63.

5. Krebs und Rauchen. In: HP-Journal, Fachzeitschrift für Naturheilkunde 8/83 (1983), S. 12–16 u. 62–66.

6. Hamersche Herde statt »Hirnmetastasen«. In: HP-Journal, Fachzeitschrift für Naturheil kunde 9/83 (1983), S. 89–92.

7. Krebs- Krankheit der Seele, Kurzschluß im Gehirn, dem Computer unseres Organismus, Die Eiserne Regel des Krebs. (Amici di Dirk Verlagsgesellschaft) Köln 1984, 429 S. u. Anhang, 5. Aufl. 1992, ISBN: 3-926755-01-6.

8. Genèse du Cancer, Courtcircuit au cerveau, L'ordinateur de notre organisme, La loi d'airain du cancer. (ASAC/ Amici di Dirk Verlagsgesellschaft) Chambéry 1985, 80 S., 4. Aufl. 1991, ISBN: 2-905761-06-7.

9. Genesi del Cancro, »Avevo cercato il cancro nella cellula e l' ho trovato in un errore di codoficazione nel cervello« (Hamer). (ASAC/ Amici di Dirk Verlagsgesellschaft) Chambéry 1985, 80 S., 2. Aufl. 1991, ISBN: 2-905761-02-4.

10. L'infarctus, maladie de l'ame, Court circuit au cerveau, L'ordinateur de notre organisme, La loi d'arain du cancer. (ASAC/ Amici di Dirk Verlagsgesellschaft) Chambéry 1985, 40 S., ISBN: 2-905-761-04-0.

11. Vermächtnis einer Neuen Medizin Bd. 1, Das ontogenetische System der Tumoren mit Krebs, Leukämie, Psychosen, Epilepsie. (Amici di Dirk Verlagsgesellschaft) Köln 1987, 756 S., ISBN: 3-926755-00-8.

12. Fondement d'une Médecine Nouvelle, Le système ontogénétique des tumeurs, Cancer, Leucémie, Psychoses, Epilepsie. (ASAC/ Amici di Dirk Verlagsgesellschaft) Chambéry 1988, 713 S., 2. Aufl. 1990, ISBN: 2-905761-07-5.

13. Medizinischwissenschaftliche Diagnose Tabelle, Psyche-Gehirn-Organ, (Amici di Dirk Verlagsgesellschaft) Köln 1990, 172x167,5 cm. Übertragung ins Französische 1991.

14. Le Sida, expliqué par la loi darain du cancer, le système ontogénétique des tumeurs et le système ontogénétique des microbes, champignons, bactéries et virus. (ASAC/Amici di Dirk) Chambéry 1990, 63 S., ISBN: 2-905761-08-3.

15. La génesis del cancer, »Busqué al cáncer en la célula y lo encontré en un error de codificación del cerebro.« (ASAC/Amici di Dirk) Chambéry 1991, 80 S., ISBN: 2-905761-10-5.

16. Reihe NEUE MEDIZIN: Krebs- und krebsähnliche Erkrankungen, Psyche-Gehirn-Organ, eine Einführung in die NEUE MEDIZIN, Tonkassette, Broschüre u. Falttabelle. (Amici di Dirk Verlagsgesellschaft) Köln 1991, ISBN: 3-926755-02-4.